临床护理指南丛书

总主编　宁　宁　成翼娟　李继坪

器官移植护理手册

主　编　罗艳丽　谷　波　鲁建春

科学出版社
北　京

内 容 简 介

本书为《临床护理指南丛书》之一，主要内容包括器官移植概述、器官移植的管理与伦理、排斥反应与免疫抑制治疗、肾移植患者的护理、肝移植患者的护理、造血干细胞移植患者的护理、心脏移植患者的护理、肺移植患者的护理、角膜移植患者的护理、皮肤移植患者的护理、器官移植患者的心理护理、移植患者的自我管理、器官移植展望以及附录。本书主要介绍了各移植器官的解剖和生理功能，阐述了各类器官移植包括概述、适应证、禁忌证、受体的选择、供体的选择、手术方式、主要护理问题/诊断、护理目标、术前护理措施、术后护理措施、免疫抑制剂的应用及护理、并发症的观察及护理、健康指导、特别关注、前沿进展、知识拓展等方面的内容。在内容形式上，本书层次清晰，使用了大量图表代替文字表述。全书内容简要而不失详尽，浅显易懂却包含内容丰富，既包含临床知识技能，又纳入许多相关知识或科普故事，让全书不致过于严肃死板，使学习变得更为生动有趣，提高了读者的积极性，适合广大护理同仁阅读，尤其适用于从事器官移植专业的护理人员阅读。

图书在版编目(CIP)数据

器官移植护理手册 / 罗艳丽，谷波，鲁建春主编. —北京：科学出版社，2011
(临床护理指南丛书 / 宁宁，成翼娟，李继坪总主编)
ISBN 978-7-03-029605-4

Ⅰ. 器… Ⅱ. ①罗… ②谷… ③鲁… Ⅲ. 器官移植-护理-手册 Ⅳ. R473.6-62

中国版本图书馆 CIP 数据核字(2010)第 228390 号

责任编辑：戚东桂 肖 锋 / 责任校对：何晨琛
责任印制：李 彤 / 封面设计：黄 超

科学出版社 出版
北京东黄城根北街 16 号
邮政编码：100717
http://www.sciencep.com
北京凌奇印刷有限责任公司 印刷
科学出版社发行 各地新华书店经销
*
2011 年 1 月第 一 版 开本：787×960 1/32
2022 年 1 月第三次印刷 印张：7 1/2
字数：191 000
定价：24.00 元
(如有印装质量问题，我社负责调换)

《临床护理指南丛书》编委会

黄文霞(四川大学华西医院)
贾晓君(北京大学人民医院)
江　露(第三军医大学西南医院)
蒋　艳(四川大学华西医院)
金幸美(西安交通大学医学院)
康　磊(上海交通大学医学院附属瑞金医院)
雷春梅(西安交通大学医学院第一附属医院)
冷亚美(四川大学华西医院)
黎贵湘(四川大学华西医院)
李　航(西安交通大学医学院第二附属医院)
李　虹(四川大学华西医院)
李　卡(四川大学华西医院)
李　敏(中国医科大学附属第一医院)
李继坪(四川大学华西医院)
李俊英(四川大学华西医院)
李明凤(四川大学华西医院)
李小麟(四川大学华西医院)
李晓玲(四川大学华西医院)
梁　燕(四川大学华西医院)
廖　燕(四川大学华西医院)
刘　玲(四川大学华西医院)
刘　霆(四川大学华西医院)
刘淑媛(首都医科大学附属北京安贞医院)
刘素珍(四川大学华西医院)
刘智平(重庆医科大学附属第一医院)
芦沁蕊(西安交通大学医学院第一附属医院)
鲁建春(四川大学华西医院)
吕嘉乐(香港东区尤德夫人那打素医院)
罗碧如(四川大学华西妇女儿童医院)

罗艳丽(四川大学华西医院)
宁　宁(四川大学华西医院)
钱蒨健(上海交通大学医学院附属瑞金医院)
权京玉(首都医科大学附属北京朝阳医院)
申文武(四川大学华西医院)
宋　烽(中国人民解放军总医院)
宋锦平(四川大学华西医院)
谭永琼(四川大学华西医院)
唐承薇(四川大学华西医院)
田永明(四川大学华西医院)
汪　盛(四川大学华西医院)
王　琴(中南大学湘雅二医院)
王　薇(浙江大学医学院附属第一医院)
王　英(四川大学华西医院)
王　颖(四川大学华西医院)
王　颖(复旦大学附属中山医院)
王世平(四川大学华西医院)
王晓云(山西省人民医院)
王玉琼(四川大学华西妇女儿童医院)
文艳秋(四川大学华西医院)
吴小玲(四川大学华西医院)
武仁华(四川大学华西医院)
鲜均明(四川大学华西医院)
向　波(四川大学华西医院)
谢莉玲(重庆医科大学附属第一医院)
谢双怡(北京大学第一医院)
辛文琼(四川大学华西医院)
许瑞华(四川大学华西医院)
杨　蓉(四川大学华西医院)

杨秋霜（北京大学人民医院）
叶　磊（四川大学华西医院）
游　潮（四川大学华西医院）
游桂英（四川大学华西医院）
于　蓉（四川大学华西医院）
余　蓉（四川大学华西医院）
余春华（四川大学华西医院）
袁　丽（四川大学华西医院）
曾继红（四川大学华西医院）
曾子健（香港微创泌尿中心）
张　丽（华中科技大学同济医学院附属同济医院）
张尔永（四川大学华西医院）
张剑锋（北京大学第一医院）
张明霞（北京大学人民医院）
张铭光（四川大学华西医院）
赵佛容（四川大学华西口腔医院）
赵体玉（华中科技大学同济医学院附属同济医院）
赵秀芳（四川大学华西妇女儿童医院）
甄立雄（澳门仁伯爵综合医院）
周　东（四川大学华西医院）
周嘉琪（澳门仁伯爵综合医院）
周昔红（中南大学湘雅二医院）
朱　红（四川大学华西医院）
朱晓玲（复旦大学附属中山医院）
邹树芳（泸州医学院附属医院）

秘　书　陈佳丽　杨　慧

《器官移植护理手册》编写人员

主　编	罗艳丽	谷　波	鲁建春
副主编	龚仁蓉	曾继红	黄建琼
编　者	（按姓氏汉语拼音排序）		
	白阳静	龚仁蓉	谷　波
	管利君	黄建琼	林　涛
	鲁建春	罗艳丽	罗羽鸥
	蒲　强	唐　静	唐　荔
	王　晖	王世平	文天夫
	杨小玲	袁　岚	曾继红
	张川莉		

《临床护理指南丛书》序

护理工作是医疗卫生工作中不可或缺的重要组成部分。近年来,随着医学科学的迅速发展,医疗亚专业的划分日趋细化,作为医疗工作中的密切合作者,护士的作用日趋明显,护理领域也随之不断拓展。护理专科技术在医疗卫生事业的发展以及维护和促进人民的健康方面发挥着越来越重要的作用。

卫生部高度重视护理队伍的建设与发展,在2005年颁布实施的《中国护理事业发展规划纲要(2005～2010)》中提出要增加临床一线护士的配备、增强护理队伍的素质、培养临床专业化人才、提高护理服务质量等几大发展要求,明确指出了发展临床护理专业人才的重要性。在近年来国际护理事业的发展进程中,为提高护理专业化水平,很多国家开始重视专科护士的培养并且逐步建立了专科护士培养体系。但鉴于我国护理队伍配置的特殊性,在借鉴国外专科护士培养经验的同时,应该结合我国国情,根据我国护理技术发展的需要,培养临床护理专业化人才。

人才的培养,教育是关键,教材是基础。《临床护理指南丛书》就是在临床专业化护士培养的需求下应运而生的。该丛书是在综合性大型教学医院——四川大学华西医院的组织下进行编写,内容广泛,涉及内、外、妇、产、儿、口腔等31个专科护理领域,编写委员均是来自全国各大医院的临床护理和护理教育专家,拥有丰富的临床专科护理经验,在制定各专科护理指南时,注意结合各专科发展前沿,将护理理论和临床护理操作技能有机结合,具有很强的指导性、实用性和便捷性,对临床各层次的护理人员,尤其是临床一线护理工作者有重要的参考价值。希望该丛书能够成为我国广大护理人员全面、系统的护理常规参考书，为我国临床护理事业的发展带来新的契机。

四川省护理学会理事长

四川大学华西护理学院院长

四川大学华西医院护理部主任

2010 年 9 月

序

器官移植被称为“21世纪医学之巅”，是一个国家或一个医院总体医疗水平的重要标志。同种异体移植是目前临床广泛开展的移植类型。用一个功能良好的器官取代一个丧失功能或患有致命性疾病的坏器官，使患者绝处逢生，恢复健康，是人类自古以来的一种愿望。器官移植自设想、实验、发展到临床应用并取得伟大成就是一个漫长而艰辛的过程。

在我国，移植学界的实验室尝试开始于20世纪50年代，70年代初才进入系统的、大量的动物实验。自1972年中山医学院的一例亲属供体肾移植，1977年10月上海开展第一例人体原位肝移植，开始了临床移植的第一个高潮。由于缺乏有效的免疫抑制剂，治疗效果不满意，且医疗费用极其昂贵，因此，1983年后我国的大器官移植转入低谷。直至20世纪90年代，大器官移植才开始有新的进展。

我国人体器官移植的医疗技术力量主要集中在北京市、天津市、上海市、广东省、四川省、重庆市和江苏省等地区。2007年，我国《人体器官移植条例》颁布执行，标志我国的器官移植步入正轨。我国器官移植技术与国外先进国家之间的差距正逐步缩小。提高受体和移植物长期存活率，是器官移植工作者始终的目标。诱导抗原特异性免疫耐受，合理化和个体化使用免疫抑制剂，预防晚期移植物失功，预防原发病复发等问题，全世界移植工作者正在深入研究之中。

编　者

2010年8月

《临床护理指南丛书》前言

随着社会经济的飞速发展，医疗技术也实现了一次又一次的飞跃，同时人民生活水平的提高，对医疗卫生服务的需求也日益增加，为了适应快速发展的医学科学技术及满足人民的卫生服务需求，作为医疗卫生事业重要组成部分的护理工作也紧随医疗技术的发展，在临床护理新理论、新技术方面得到了长足进步。然而，针对各专科纷繁复杂的临床护理经验及技术，大多专科护理知识要么包含在教科书中，要么部分编撰成书，覆盖领域不全面，携带不便，查找烦琐，目前国内尚未见一套足以涵盖各临床护理领域的、可作为临床护理指南的丛书。因此，为了方便广大临床一线护理工作者查阅各专科护理知识，促进各专科护理技术的发展，提高临床医疗护理质量，由四川大学华西医院牵头，组织编写了《临床护理指南丛书》，以期作为各专科护理指南，为广大护理工作者提供参考。

本丛书共包含31个分册，涉及领域覆盖了临床护理的各个专科，包括内、外、妇、产、儿、口腔等各临床护理领域。各分册在遵从丛书编写基本要求的基础上，结合专科特色，总结专科临床经验，并参阅大量国内外文献，关注护理前沿发展，从各专科疾病的概述、病因、病理、诊断要点、治疗、主要护理问题、护理目标、术前及术后护理措施、并发症的处理及护理、前沿进展、特别关注、知识拓展等方面对各临床专科护理进行了全面、系统的总结，尤其是在专科操作方面，更是图文并茂，指导意义重大。

在编写形式上，本丛书结构层次清晰，文字简洁、精练，在简要介绍疾病相关治疗知识的同时，将着墨重点放在各专科疾病的护理方面。本丛书的一大亮点还在于，在护理措施介绍方面运用了大量的图表代替文字表述，在归纳总结的基础上形成条款式知识链，使得读者对全书总体脉络把握明确，在轻松记忆知识的同时，强化临床运用。另外，全书在介绍专科疾病知识的同时，还插入前沿知识介绍及科普常识等有趣内容，使得全书的格调既科学权威而又不失生动活泼，让读者能在吸收专科理论操作知识的同时，增进科学人文素养方面的培养，在轻松愉快的氛围中不断进步。

本丛书作为临床专科护理指南，对从事临床一线护理工作的护理同仁，具有较大的参考价值，同时还可作为各专科的新手岗前培训及继续教育教材，以及本科生的临床实习指南，从而从各个层次的专科人才培养着手，提高各专科临床护理水平，促进护理质量改进。

参加编写《临床护理指南丛书》的作者除四川大学华西医院、华西妇女儿童医院以及华西口腔医院的护理专家外，还有来自全国多家医学院校及医疗机构的临床护理专家，她们多在临床一线工作，在繁忙的临床和管理工作之余完成了本书的编写工作，在此向她们表示衷心感谢。

由于本丛书编写时间仓促且涉及的专科领域广泛，各专科编写人员构思想法及知识层次各异，因此书中难免存在不足之处，敬请广大读者给予批评指正！

编　者

2010 年 9 月

前　言

近年来,我国器官移植技术发展迅速,其手术难度大、技术要求高、学科涉及面广、术后管理困难,要求医护人员必须具备系统的专业理论和精湛的临床技能。为适应器官移植护理的发展和需要,四川大学华西医院器官移植中心组织编写了《临床护理指南丛书》之《器官移植护理手册》,众编者总结了自身丰富的临床经验,同时结合当前器官移植护理的前沿进展,较为系统而全面地介绍了肾移植、肝移植、造血干细胞移植、心脏移植、角膜移植、皮肤移植的基础知识及护理。本书有以下特色:①紧密结合临床护理工作实际。主要内容包括各类移植器官的解剖及生理功能,各器官移植概述、适应证、禁忌证、受体的选择、供体的选择、手术方式、主要护理问题/诊断、护理目标、术前护理措施、术后护理措施、免疫抑制剂的应用及护理、并发症的观察及护理、健康指导等,特别增加了移植受者心理护理、自我管理部分,更加符合器官移植临床护理工作的需求。②大量应用表格代替文字赘述,内容丰富却不显繁杂。③增加了各类器官移植的前沿进展及相关知识,使本书内容更加丰满。相信读者读过此书后,不仅能够收获丰富的理论知识,提高业务水平,更能培养浓厚的学习兴趣,转而促进器官移植护理理论及实践水平的不断提升。

本书的编者均为四川大学华西医院从事器官移植临床工作的资深护理人员,她们根据本院器官移植围手术期护理指南,并结合国内外器官移植在理论基础和临床应用中的新进展,编写成这本《器官移植护理手册》,希望能为国内从事器官移植工作的护理同仁提供一本有实用价值的参考书,为我国器官移植护理专业发展尽一份绵薄之力。本书注重系统性、实用性和先进性,希望能对广大从事器官移植护理事业的同仁们有所裨益。

本书各位编者均是在临床工作之余利用自己的业余时间编

写书稿，每个人的构思与撰写风格难免有所差异，同时，由于编者经验有限，本书内容难免有不足之处。衷心恳请读者对本书内容提出宝贵意见，使我们能在再版时予以改进和完善。

编　者

2010 年 10 月

目　录

第一章　器官移植概述

【移植的概念】

将一个个体的细胞、组织或器官通过手术、输注等方法，移植到自体或另一个个体的某一部位，叫做移植术（transplantation）。

移植的细胞、组织或器官称为移植物（graft），提供移植物的个体，叫做供者或供体（donor），接受移植物的个体，叫做受者或受体（recipient）或宿主（host）。

如果供者与受者是同一个体，则称为自体移植（auto-transplantation）。在自体移植时，若移植物重新移植到原来的解剖部位，叫做再植术（replantation），如断肢再植。而人工合成的高分子材料和各种金属材料在体内的应用，如人工皮肤、人工心瓣膜等属于生物医学工程的范畴，不属于移植术。

【移植的种类】

1. 按遗传免疫学的观点分类　供者和受者有着完全相同的基因型，如同卵双生子之间的移植，称为同质移植（isograft, isotransplantation），移植后不会发生排斥反应。供者和受者属于同一种族，但基因不同，如人与人之间的移植，叫做同种移植或同种异体移植（allotransplantation），通常简称为同种移植，移植后会发生排斥反应。这是当今医学界应用最多的移植类别。不同种属之间（猪与人）的移植，叫做异种移植（xenotransplantation），移植后会发生强烈的排斥反应，尚在实验研究中。

2. 按移植物的活力分类　如移植物在移植过程中始终保持着活力，移植后能较快地恢复其原有的生理功能，这种移植叫做活体移植。若移植物在移植时已丧失活力，则称为结构移植或支架移植、非活体移植，如血管、骨、软骨、肌腱及筋膜等的移植。这些移植物的作用是机械性的，仅在于提供支持性基质和解剖结构，使来自受者的同类细胞能够长入、定居。故此，同种结构移植在术后不会发生排斥反应。

3. 按移植方法分类

(1) 游离移植：移植时移植物完全脱离供体，其血管全部切断，且移植时不进行吻合。移植后，移植周围的受体组织发出新生血管，逐渐长入移植物内，重新建立血液供应，如各种游离的皮片移植。

(2) 带蒂移植：移植物与供体在解剖上大部分已切断，但有一带有血管(包括输入和输出血管)的蒂相连，包括移植过程中也始终保持血液循环。这种移植都是自体移植，如各种皮瓣移植。

(3) 吻合移植：移植物已完全脱离供体，包括所有血管也已切断，在移植术中将移植物的主要血管(包括动静脉)和受体的血管进行吻合，移植完毕时，移植物的血液供应才得到有效恢复，临床上开展的同种异体肾、肝、心移植都是吻合移植。

若一次同时移植两个器官，如心和肺、胰和肾，习惯上称联合移植(combined transplantation)。如一次同时移植三个或更多器官，称为多器官移植(multiple organ transplantation)。这类移植器官往往有一个总的血管蒂，整块切除后连在一起，外形如一串葡萄，故名器官簇移植(cluster transplantation)。移植时只需吻合其主要的动静脉主干即可，如肝、十二指肠-胰腺移植。

(4) 输注移植：是将有活力的细胞悬液，输入到受者的血液、体腔、组织、脏器内或包膜下的一种移植方法，如输全血、输红细胞、骨髓移植、胰岛移植等。

4. 按移植部位分类　将移植物移植到受者该器官原来解剖位置的，叫原位移植；移植到另一部位的，叫异位移植或辅助移植。原位移植时必须将受者原来的器官先予以切除，原位肝移植、原位心移植；而异位移植时，受者原来的器官一般不予以切除，如将肾移植到髂窝内、甲状旁腺移植到皮下或腹腔内。

5. 按移植物组织的发育成熟期分类　临床上常用的移植物大多来自成年人，但也有取自其他年龄组的，如胚胎、新生儿和幼龄者，如胚胎胰岛移植，胚胎肝移植，胚胎肾移植。

6. 按解剖学分类　临床上常用的移植，是按解剖学来分类的，一般分为3种类型，即细胞移植、组织移植和器官（脏器）移植。

（1）细胞移植：将有活力的细胞群，制备成悬液，从一个个体输注到另一个个体内，称为细胞移植。接受移植的部位常为血液、体腔，也有植入到各种组织（如皮下、肌肉）内和各种器官（如脾、肾、肝包膜下或实质）内。

细胞移植归入器官移植范畴，因为它具有两个明显的特征，一是同种移植后必然发生不同程度的排斥反应；二是被移植的细胞在全部移植过程中始终保持着活力。然而，细胞移植与通常所说的器官（脏器）移植相比较，又有下述几个特点：①它不具有器官的正常外形及解剖结构，不是一个完整的器官，移植时无需吻合血管；②供体细胞在分离、纯化、制备和输注过程中，多有损伤，部分细胞丧失活力，为了取得疗效，要作大量的高活力的细胞群团移植；③移植物在体内是可以移动的，可在远离原来植入部位处遭到破坏，也可在远处发生局部反应，引起症状；④移植细胞多不在人体原来的解剖位置，失去了正常生存的生理环境，对长期生长不利；⑤移植细胞经过几代传代繁殖后，会发生变异、退化，而逐渐失去原器官固有的功能，有效期多数是短暂的。

细胞移植的典型例子就是输全血，造血干细胞移植是临床上细胞移植的代表。造血干细胞移植的适应证包括急性白血病、慢性髓性白血病、恶性淋巴瘤、多发性骨髓瘤、慢性淋巴性白血病、骨髓增生异常综合征、重症再生障碍性贫血、遗传性免疫缺陷病、地中海贫血、骨硬化病和获得性免疫缺陷综合征等。

近年来，细胞移植应用于临床的还有同种胰岛移植。我国多应用经短期培养的胚胎胰岛移植于胰岛素依赖型糖尿病患者，有减少胰岛素用量的作用，少数患者能长期停用胰岛素。也有开展肝细胞移植治疗重型肝炎，脾细胞移植治疗重症血友病甲型和晚期肝癌，有一定疗效的报道。

（2）组织移植：包括皮肤、黏膜、脂肪、筋膜、肌腱、肌肉、角膜、血管、淋巴管、软骨和骨、神经等的移植。除皮肤外，这些组织在移植处理前组织内细胞的活力已完全丧失或绝大多数丧失，因此都属于结构移植，移植后移植物的功能完全依赖其机械结构。

临床上通常采用经过冷冻或化学药品（如汞剂）处理后的组织，目的在于达到无菌，并完整地保存组织的物理结构，不影响其韧性。另外，由于同种新鲜或冻干组织移植的免疫反应强度是与组织内存活的细胞数量成正比，处理后移植物组织内的细胞已失去活性，主要成分是纤维和不定形基质。不会引起免疫反应。但有实验显示，处于溶解状态的、变性不严重的胶原，在某些辅助剂存在时，有一定的免疫原性。

1）皮肤移植：属活体移植。同种皮肤移植包括表层皮、厚层皮和全层皮片等多种类型。皮片可取自新鲜尸体和自愿献皮者。同种异体皮肤移植后短期内（约 2 周左右），即会发生极为强烈和典型的急性排斥反应，现有的免疫抑制措施不能控制和逆转。移植物很快坏死、脱落，至今未见获得长期存活者。目前临床上仅用于大面积烧伤时，对防止局部感染、消除早期创面炎症和全身性败血症有一定的价值。

2）黏膜移植：常为自体移植。用于修补黏膜创面的缺损，如眼睑黏膜可采用颊部黏膜修补。为避免黏膜收缩，移植时须加压固定。以获取较好的生长。

3）脂肪移植：为自体移植。用于填平面部的凹陷畸形，预防神经或肌腱松解术后发生粘连。脂肪可取自臀部。因移植的脂肪片易被吸收（达 20%～40%），故宜切取较大的脂肪块。术后 2 周内易发生脂肪液化，应予以抽出，并用绷带作加压包扎。

4）筋膜移植：鉴于筋膜的韧性和不吸收性，可用来作吊带。如切取自体大腿阔筋膜作吊带牵引，以矫正颜面神经麻痹后的口角歪斜。在巨大腹股沟疝修补时，移植阔筋膜于腹股沟管后壁，以加强腹壁薄弱处。阔筋膜还可用作关节成形术时的隔离物。

5）肌腱移植：为自体移植。用于修补肌腱缺损或替代丧失功能的肌腱。如移植胫前肌腱到足部外侧、踇长肌腱到第一趾骨，以治疗急性脊髓灰质炎后遗腓骨肌瘫痪所致的严重足内翻。

6）肌移植：常用的是带血管神经蒂的肌肉，移植后，利用其收缩能力，来替代丧失功能的肌肉。如移植股薄肌箍绕肛门，治疗肛门失禁。在面神经麻痹时移植部分颞肌或咬肌，使其产生一些表情动作。近来，有应用带血管的自体游离肌移植的报道，如移植游离胸大肌治疗前臂肌缺血性挛缩，也有移植带血管的游离肌皮瓣复合组织（如股薄肌皮瓣或背阔肌皮瓣）用于治疗。

7）血管移植：用于①修补血管缺损，恢复正常血液通路，常用于动脉瘤、动静脉瘘和血管损伤切除术后；②做转流或分流用，以治疗原血液通道的阻塞，如切取大隐静脉，在主动脉与冠状动脉间搭桥，治疗冠状动脉梗死。自体血管或经过处理的同种异体血管都可作为移植材料。临床上常用自体静脉来替代四肢小口径动脉的缺损。由于静脉腔内有单向瓣膜，应将静脉远端与动脉近端相接，以免发生血流受阻。

8）软骨移植：用自体肋软骨移植来填补软骨或骨（如颧骨、颌骨、眼眶）的缺损，或用作鼻、耳再造的支架。

9）骨移植：移植骨可采用自体的或他人的，常用的是髂骨、肋骨和胫骨。由于骨移植属结构移植，可将取来的骨经过化学溶液、冷冻或冻干等方法处理，放入骨库中备用。骨移植用于填补骨切除术的缺损、修复大块骨质缺失的假关节，以及脊椎融合术和关节骨折时的内固定。随着显微外科技术的发展，应用带血管蒂的游离自体骨移植已在临床上试用，如移植带腓动静脉蒂的游离腓骨和带旋髂浅或旋髂深血管蒂的游离髂骨治疗外伤或骨髓炎死骨脱落后的大段骨缺损，以及骨折连接所致的假关节。

10）神经移植：由于移植的神经无直接血液供应，必须从周围组织获取营养，故细小的神经远较粗大的容易成活。粗大神经的中部常因难以得到必要的营养而坏死。神经移植最好在伤后 2 个月内进行，若时间过久，离断的远端神经端易发生纤维化。移植时要求局部无感染、无张力。

11）角膜移植：见第十章。

12）大网膜移植：大网膜有极为丰富的血管，再生能力强，易与其他组织发生粘连而形成广泛的侧支循环，临床上常用作带蒂或游离自体移植。适应证有：颅骨或头皮大块缺损的修复，以及下肢和乳癌根治术后顽固性溃疡、颅内广泛小血管狭窄或闭塞所造成的脑缺血、颜面萎缩畸形和下肢血栓闭塞性脉管炎的治疗等。游离移植时需应用显微外科技术，将大网膜的动静脉与相应部位的动静脉作吻合。带蒂移植时应谨防大网膜在其穿过的皮下隧道内受压或损伤。

13）脑组织移植：选取供体脑组织或特定区域的神经元组织植入患者脑内，以治疗相应的疾病。目前临床应用的主要有：①脑组织移植治疗帕金森病，包括自体肾上腺髓质移植，胎儿中脑黑质和肾上腺髓质移植等；②小脑移植治疗小脑萎缩，主要是单纯性小脑萎缩和晚期小脑皮质萎缩；③神经内分泌组织移植治疗神经内分泌疾病，如下丘脑前区移植治疗中枢性尿崩症、垂体移植治疗成人腺垂体功能减退症、垂体移植治疗垂体性侏儒症；④脑组织移植治疗外伤性截瘫、癫痫和扭转性痉挛。脑组织大多取自胎脑，制备成悬液或匀浆，也有经短期培养的。

14）胸腺组织移植：胸腺是人体的中枢免疫器官，移植后可重建并提高人体的免疫功能。主要用于治疗晚期恶性肿瘤和免疫功能低下的疾病。胸腺取自胚胎，制成细胞悬液或切成薄片以供应用。适应证：已不能切除，也不能行介入栓塞治疗的晚期肝癌或其他晚期恶性肿瘤；支气管哮喘、银屑病、多发性神经根炎和肌炎等。

（3）器官移植：用手术的方法，将整个保持活力的器官移植到患者自己，或通常是另一个个体体内的某一部位，叫做器官移植。

临床上用来治疗用其他疗法无法治愈的器官致命性疾病。器官移植有下述特点：①从切取时切断血管直到植入时接通血管期间，始终保存着活力；②在移植术的当时，即吻合了动、静脉，建立了移植物和受者间的血液循环；③如为同种异体移植，术后不可避免地会出现排斥反应。器官移植属于活体移植，器官内细胞必须保存活力，以便在移植术后能尽快地实现有效的功能。从移植技术来看，器官移植属于吻合移植。

目前，同种间的许多器官（如肾、心、肝等）移植已成为有实用价值的常规医疗方法。同胞间、异卵双生子之间、父代与子代间、亲属间以及非亲属之间的移植都属于同种异体移植。临床上同种异体移植，移植用的器官可来自活体或尸体。成双的器官（如肾）或可再生的组织（如肝），可来自活体捐献，而单一生命器官如心脏，尸体则是唯一来源。肾、心、肝、胰、胰肾联合，肺（单肺、双肺）、心肺联合等移植已成为临床常规治疗手段，广泛开展。而心肝联合移植、肝肾联合移植、小肠移植也在开展。此外，尚可进行甲状旁腺、肾上腺移植等。国际上不允许做卵巢、睾丸移植。

【器官移植的发展史】

同种异体移植是目前临床广泛开展的移植类型，用一个功能良好的器官取代一个丧失功能或患有致命性疾病的坏器官，使患者绝处逢生，恢复健康，是人类自古以来的一种愿望。器官移植自设想、试验、发展到临床应用并取得伟大成就的历史是一个漫长和艰辛的过程，历经了四个阶段。

1. 幻想阶段　早在纪元前远古的中国和欧洲就有人用器官移植治疗疾病，作为一种神奇的传说而加以描述。如相传战国时，列御寇所撰写的《列子》中，就有扁鹊为两人互换心脏以治病的故事。为了纪念这个中国最早的神医，1987 年，在美国华盛顿召开的第二届国际环孢素学术会议决定以扁鹊像为会徽，并以第一张幻灯片显露于大会全场，这是我国医学界的光荣。古欧洲也有类似的记载，如 15 世纪，意大利诗人 Calenzio 曾描述当时的奴隶为主人献出自己的鼻子，在欧洲文艺复兴时代有想象移植肢体的油画。直到 18 世纪，才有许多学者开始做组织或器官移植的动物实验。

2. 实验研究阶段　从 18 世纪开始，有器官移植的实验出现。如苏格兰的 Joimtluuter 报告了鸡睾丸的自体移植。Woodruff 综述，19 世纪首次报告了游离皮肤、肌腱、神经、软骨、肾上腺、甲状腺、甲状旁腺等多种移植。但这些移植并不吻合血管，1902 年，Ulman 首先用套接血管法施行自体、同种和异种的肾移植。1902～1912 年，Carrel 和 Guthrie 创立并运用现代血管缝合法施行整个器官移植的动物实验，包括心、肾、脾、卵巢、肢体以及各种内分泌器官，他们施行了一只同种猫肾移植，存活

12 日，因排斥反应才死亡。还有肺、肝、胰和部分胃肠道等移植。由于当时对排斥反应尚未认识，仍无法使移植物获得长期的存活。

在动物器官移植外科技术获得成功的鼓舞下，最早试用于临床的是同种肾移植。1936 年，俄国 Voronov 首次为 1 例尿毒症的患者移植尸体肾，供肾取自一个脑炎死亡者，但受者于术后 48 小时死亡。此后 Woodruff、Dubost、Hamburger 和 Hume 均有肾移植的报告，特别是 Hume 报告了 9 例，其中 1 例将尸体肾移植于患者的大腿部，存活了 5 个半月，同样由于排斥反应而失败。

3. 临床早期阶段　1954 年，Murray 施行同卵双生兄弟间的肾移植成功，这是移植医学史上首次获得长期有功能存活的病例。它也使人们认识到同质移植和同种移植的免疫学是有差别的。1959 年，美国 Murray 和法国 Hamburger 各自为异卵双生同胞间施行了肾移植，术后受者均接受全身照射进行免疫抑制，移植肾获得了长期有功能的存活。1962 年，Murray 施行同种尸体肾移植，用硫唑嘌呤作免疫抑制剂，也获得长期存活。这 3 次不同类型肾移植的相继成功，标志着现代器官移植时期的实际开始，人类长期向往的器官移植治疗终于实现。

现代器官移植经历了 3 个重要的突破：①血管吻合技术的发展；②低温保存供器官技术的成功，如 1967 年，Belzer 的持续低温脉冲式机器灌洗法能安全保存供肾 72 小时。1969 年，Collins 创用仿细胞内液型液作简单低温储存法使供肾安全保存 24 小时，从而使离体供移植用的器官，从切下到移植后接通血管，能始终保持着活力；③免疫抑制药物研发的成功，从 1961 年开始相继应用了硫唑嘌呤（Aza，1961 年）、泼尼松（Pred，1963 年）、抗淋巴细胞球蛋白（ALG，1966 年）、环磷酰胺（CTX，1971 年）、环孢素（CsA1978 年）和他可莫司（FK506，1989 年）等免疫抑制剂。

4. 临床发展阶段　在临床肾移植成功的鼓舞下，20 世纪 60 年代陆续开展了人类各种同种器官移植，包括肝、肺、脾、胰腺、心脏、小肠、胰岛等移植(表 1-1)。

表 1-1 国际首例临床器官移植

年份	术者	移植类型
1937	Schretenmeyer	骨髓移植
1963	Starzl	全肝原位移植
1963	Hardy	肺移植
1964	Hardy	心原位移植(异种:黑猩猩心)
1964	Detterling	小肠移植(节段、亲属)
1966	Kelly	胰移植(节段)
1966	Lillehei	胰肾联合移植
1967	Barnard	心原位移植(同种)
1981	Reitz	心肺联合移植
1983	Williams, Starzl	腹部多器官移植

1968 年,美国通过了脑死亡方法,在法律上保证的脑死亡患者仍有心跳时切取器官,促进了临床外科器官移植的稳步发展。20 世纪 60 年代,由于常规应用免疫抑制药物(常规二联为硫唑嘌呤加泼尼松,常规三联再加抗淋巴细胞球蛋白),移植物有功能存活有所进展,如肾、肝、心移植获得较广泛应用和开展。进入 70 年代后,移植数逐年增加,但移植物有功能存活和患者存活率没有多大进展。如 1 年有功能存活率在尸体肾移植为 70%～75%左右、心移植为 70%、肝移植为 60%,难以再有提高。直到 1978 年,新一代强有力的免疫抑制剂环孢素 A(CsA)问世,使临床同种器官移植的疗效获得迅速提高。

在我国,移植学界的实验室尝试开始于 20 世纪 50 年代,70 年代初才进入系统的、大量的动物实验。自 1972 年中山医学院的一例亲属供体肾移植,1977 年 10 月,上海开展第 1 例人体原位肝移植,开始了临床移植的第一个高潮。由于缺乏有效的免疫抑制剂,治疗效果不满意,且医疗费用极其昂贵,因此,1983 年后我国的器官移植转入低谷。直至 20 世纪 90 年代,才开始有新的进展。

【器官移植的现状】

1. 世界器官移植的现状　截至 2003 年底，全球接受过各种移植的人数已累计超过 80 多万例次，长期存活率逐年提高，已形成数以万计的长期存活移植群体。由于医药技术的发展，环孢素和他可莫司在临床上的应用，强有力地推动了器官移植，出现了肾、肝、肺、骨髓、胰腺等多种器官的移植。

(1) 肾移植：人类移植成功的第一种器官，也是目前效果最好的器官移植。全球移植中心超过 500 个。已施行肾移超过 64 万例次，最长存活时间：活体亲属供肾超过 40 年，活体无血缘关系供肾和尸体供肾超过 35 年。

(2) 肝脏移植：自 1963 年至今已超过 13 万例，在脏器移植中仅次于肾移植。最长存活已超过 35 年。在许多先进国家医院，肝移植已成为常规手术，以治疗肝脏恶性肿瘤、各种类型的肝硬化等终末期良性肝脏疾病。目前可施行尸体肝移植，活体右半肝移植，活体左半肝移植，活体双半肝移植等。

(3) 心脏移植：首例心脏移植由南非的巴纳德(Barnard)于 1967 年 12 月施行，现其数量、效果与肝脏移植接近，目前全世界已完成心脏移植手术 7 万余例，最长存活已 20 余年。

(4) 造血干细胞移植：即骨髓移植，移植免疫学和感染防治措施的进步，骨髓移植已成为治疗重症再生障碍性贫血，急、慢性白血病，重症联合免疫缺陷及急性放射病的有效方法，使约 70%重症再生障碍性贫血及 30%～60%急性白血病患者能长期生存。

(5) 胰腺移植：自 1966 年首例胰肾联合移植在美国明尼苏达大学成功实施以来，截至 2004 年 12 月，在国际胰腺移植登记机构(IPTR)注册的胰腺移植已超过 21000 例；移植效果明显提高。截至 2006 年 5 月，全世界共报道胰腺移植手术共 24000 余例。可施行单纯胰腺移植和胰肾联合移植。

(6) 肺移植：进入 20 世纪 90 年代以来，肺移植已成为某些晚期肺部疾病唯一有效的治疗手段。截至 2001 年，国际心肺移植登记处报告，全球各家移植中心分别开展单肺移植 7204 例，双肺移植 5420 例,心肺移植 2861 例。

(7) 小肠移植:1964 年,Deterling 首先施行临床小肠移植。主要用了治疗短肠综合征和终术期肠功能衰竭。至今,全世界登记的各种小肠移植 400 余例,可开展尸体小肠移植和活体部分小肠移植。

除上述主要器官和组织移植外,对其他几乎包括所有的器官和组织的移植研究正在探索或开始临床应用,并取得了不同程度的进展,如脑组织移植治疗帕金森综合征、同种尸体或亲属脾脏移植治疗甲型血友病、同种胎儿或尸体甲状旁腺移植治疗甲状旁腺功能低下症、同种肾上腺移植治疗阿狄森病;胎儿胸腺组织移植治疗晚期恶性肿瘤、胰岛移植治疗胰岛素依赖型糖尿病等。

2. 中国器官移植现状　我国肾移植自 20 世纪 70 年代正式展开,截至 2000 年每年实施 5000 余例次,居亚洲之首,仅次于美国,年肾移植量为第二大国。年存活率多在 90%以上,最长健康存活超过 25 年。

自 1977 年上海第二医学院附属瑞金医院施行了我国第一例肝移植,肝移植工作者从 20 世纪 70 年代末期的最初尝试,到 80 年代的彷徨、停滞,终于在 90 年代肝移植再次起步,并获得较大的发展,肝移植呈现出良好的势头。截至 2006 年,我国肝移植总例数超过 10000 例,受体 1 年生存率超过 80%。至 2009 年,我国成人间活体肝移植近 1000 例,累积 1 年生存率为 83.0%。

我国心脏移植的起步较晚,于 1978 年在上海首例移植成功。这也是亚洲的第一例原位心脏移植。目前,我国心脏移植后最长存活时间超过 15 年。其他脏器,如胰腺、肺、小肠等脏器移植也在临床开展之中。

我国人体器官移植的医疗技术力量主要集中在北京市、天津市、上海市、广东省、四川省、重庆市和江苏省等地区。2007 年,我国人体器官移植条例颁布执行,标志我国的器官移植步入正轨。

我国器官移植技术与国外先进国家之间的差距正逐步缩

小。提高受体和移植物长期存活，是器官移植工作者始终的目标。诱导抗原特异性免疫耐受，合理化和个体化使用免疫抑制剂，预防晚期移植物失功，预防原发病复发等问题，全世界移植工作者正在深入研究之中。

（文天夫）

第二章 器官移植的管理和伦理

【器官移植的立法】

我国实体器官移植开始于 1966 年，但真正形成规模是在 20 世纪 90 年代。经过 10 余年的发展，我国器官移植数量已仅次于美国，成为名副其实的器官移植大国。与迅速发展的器官移植相比，相应的法律、法规的制定却异常缓慢，管理混乱、移植质量参差不齐、器官买卖等相应问题随之而来，如陈忠华教授所言，“就好像很多车都涌到了路上，但是却发现没有红绿灯，也没有车道！”2006 年 7 月 1 日起，卫生部开始实施《人体器官移植技术临床应用管理规定》，同时制定了多个配套文件，比如肾脏、心脏、肺的三个临床技术准入标准，开始了规范的法制管理。2007 年 3 月 21 日，国务院通过了《人体器官移植条例》并从同年 5 月 1 日施行。这是我国在器官移植领域的第一部行政法规，在总体思路上把握了以下四点：①符合世界卫生组织提出的人体器官移植指导原则，尊重人体器官捐献人的意愿，严禁人体器官买卖，按照公正、公平、公开的要求确定申请人体器官移植手术患者的排序，做到与国际通行做法保持一致；②主要对涉及人体器官移植过程的行政管理事项做出规定；③着重规范医疗机构和医务人员在人体器官摘取、植入等环节的行为，维护人体器官捐献人的合法权益，提高人体器官移植的临床疗效，保障人体器官移植接受人的安全；④界定合法与非法摘取人体器官的界限，防止不法分子违法摘取人体器官。此后，为进一步加强活体移植管理，保障活体移植捐献人及接受人的生命安全，卫生部于 2009 年 12 月印发了《卫生部关于规范活体器官移植的若干规定》，其核心内容为更为清晰地界定捐献人身份，由省级卫生行政部门及医院伦理委员会等加以审核。

【器官移植的管理】

根据《人体器官移植条例》的规定，国务院授权卫生行政部门全面监管和指导全国的器官移植。就全国而言，卫生部是国务院的卫生行政部门，负责全国的器官移植监管，所有的相关政策均由卫生部制定。卫生部对器官移植的管理包括行政管理和技术管理。行政管理是由各个省、市、自治区的卫生厅局具体负责，卫生部进行监管，所有的决定均报卫生部备案。而技术管理则由卫生部成立的人体器官移植临床应用委员会(OTC)执行。世界上所有开展器官移植的国家都有OTC这样的机构，我国的OTC有60多位专家参与，包括器官移植专家、卫生部管理人员、伦理学专家及医疗卫生社团组织代表，OTC的政策决定均上报卫生部党组，在党组领导下工作。

此外，按《人体器官移植条例》的要求，我国拟在5年内建立国家器官移植工作体系。根据先进国家的经验和做法，国家器官移植体系应包括国家器官移植管理体系、人体器官捐献者登记系统、人体器官捐献和分配网络体系、器官移植临床服务体系和人体器官移植科学登记系统5个部分。我国的肝和肾科学登记系统已经建立并开始正常运转，心和肺的登记系统正在筹建。卫生部与红十字会正在全国开展器官捐献的试点，此项工作将为器官捐献、分配等体系的建立打下基础。

为了确保医疗机构提供的人体器官移植医疗服务安全、有效，我国对人体器官移植医疗服务规定了准入制度；同时，从医疗机构主动申报和卫生主管部门监督两个方面，规定了不再具备条件的医疗机构的退出制度。在准入方面规定了以下内容：①医疗机构从事人体器官移植，应当有与从事人体器官移植相适应的执业医师和其他医务人员、设备、设施；有由医学、法学、伦理学等方面专家组成的人体器官移植技术临床应用与伦理委员会；有完善的人体器官移植质量监控等管理制度；②开展人体器官移植的医疗机构应当依照《医疗机构管理条例》的规定，申请办理人体器官移植诊疗科目登记；③省级卫生主管部门进行人体器官移植诊疗科目登记，应当考虑本行政区域人体器官移植的医疗需求和合法的人体器官来源情况。在退出方面规定如下：①已经获准从事人体器官移植的医疗机构不再具备条例规定条件的，应当停止从事人体器官移植，并向原登记部门报告；

原登记部门应当注销该医疗机构的人体器官移植诊疗科目登记，并予以公布；②省级以上人民政府卫生主管部门应当定期组织专家根据人体器官移植手术成功率、植入的人体器官和术后患者的长期存活率，对医疗机构的人体器官移植临床应用能力进行评估，并及时公布评估结果；对评估不合格的，由原登记部门撤销其人体器官移植诊疗科目登记。我国目前共 166 家单位具备某项或某几项器官移植资质。

【医学的基本伦理原则】

伦理学(ethics)一词源于希腊文，是关于道德的科学。伦理学以道德为基础，是仅次于法律的行为准则。器官移植作为一种医学实践，首先必须尊崇医学伦理学的基本原则。

1. 自主原则(respect for autonomy)　尊重每个行为自主的个人决定，如是否捐献器官或者是接受移植。

2. 无害原则(nonmaleficence)　这条原则来自希波克拉底的医学誓言——“首先，不要伤害患者”。从 1954 年的第 1 例活体供肾移植开始，伦理学界就没有停止过对关于“供者伤害”的争论。活体供者的器官获得是从一个健康人体内切取器官，而目的是为了他人的康复，这似乎违背了无害原则。然而，在技术成熟而供体器官严重匮乏的情况下，拒绝自愿捐赠者也许意味着剥夺了器官衰竭者生存的机会。

3. 有利原则(beneficience)　医学措施应该能为患者带来益处，或至少利大于弊。器官移植的“反天然性”决定了其极大的困难性，手术并发症、长期服用免疫抑制剂的副作用、免疫不足导致的排斥反应以及免疫过度导致的感染和肿瘤都将患者置于危险的境地。因此，术前的利弊权衡尤为重要。

4. 公平原则(justice)　指的是资源、益处的公平分配，并公平的承担风险。

【器官移植的伦理原则】

器官移植作为一种特殊的医疗实践，包括活体供者、器官分配等问题，导致其在伦理学方面问题最多、争议也最大。

1. 器官短缺引发的伦理问题　目前，器官移植面临的最大问题是供器官的严重短缺。据美国器官共享联合网络(united network for organ sharing,UNOS)统计,全美每年施行约19000例器官移植,与此同时等待移植的患者有83000例,而每一天有106例新增需要移植患者,每一天有17位患者因没有供者器官而死亡。

面对如此大的供需矛盾,如何公平地分配器官也就成为了移植学界和伦理学界的重大问题。我国尚未建立全国性的器官移植网络,目前的器官分配原则由各移植中心掌握,基本分配依据为病情需要、等待时间及配型情况等。美国则建立了较为完善的全国系统,每例尸体供者的数据资料都要上传至UNOS国家计算机中心,通过与全国受者进行匹配后再决定器官分配的优先权。每个器官系统都有专门的科学评估方法,并随时删除不适合移植的受者。根据受者的疾病急重程度、血型、组织配型[肾和(或)胰腺]、供受者所在地区和年龄,建立一套评分系统,器官分配给评分最高的受者。移植外科医生根据受者当时的状况以及供者情况,决定是否接受这个器官并行移植术。然而,这个看似完备的系统也不能完全解决公平性问题,许多伦理学问题没有考虑在内,例如:是否有着器官损害生活方式的患者(抽烟、酗酒、滥用毒品等)应该享有平等的机会?是否有着年幼孩子的患者应比单身患者享有优先权?是否年轻人应优于老年人获得器官?首次移植患者是否应优先于二次移植患者?这些问题虽然重要。但很难进行权重的评估,因此可以说,在器官来源不足的情况下完全公平是不可能的。

如何增加尸体器官捐赠呢?欧洲大部分国家采用的是"假定同意"(presumed consent),也就是说只要其公民没有特别声明拒绝器官捐献,在其死后医生都将按"同意捐赠"处理。反对者认为这项措施要求拒绝捐赠者到特定机构办理声明,而部分本身不愿捐赠者可能因为怕被歧视而不愿办理,此外这也将为不同种族、文化背景的公民带来负担。而在美国,大多数州采用的是"强制选择"(mandated choice),这些州的公民必须在其驾照或税单上指明是否死后愿意捐赠器官。相应的问题是少数人担心如果愿意捐赠,医生在抢救该患者时可能不会尽力。我国卫生部以及红十字会正在进行心脏死亡供者的试点，其原则将会结合我国国情制定。

2. 活体供者的伦理问题　活体移植的特殊性在于医生要同时面对两位患者。活体器官切除是对一个健康人进行的大型手术，而受者在手术后也可能出现急慢性排斥反应、感染等并发症。因此，医生有义务在术前与供受者充分沟通，让供受者充分了解手术的风险、术后可能的近远期并发症、移植物的存活时间的现状等，在此基础上由供受者完全自愿地做出决定。除此之外，活体移植还有其他的特殊问题：

(1) 供者来源和器官买卖：尽管伦理学界对器官捐赠者的身份界定及器官买卖有着诸多讨论，我国器官移植条例已明确界定了供者来源，同时明令禁止器官买卖。

(2) 子代捐给亲代的问题：《人体器官移植条例》规定不能摘取未满 18 岁公民的活体器官用于移植，而对已满 18 岁的子代捐赠器官给亲代也应该慎重。这是因为子代还有着漫长的人生道路，要面临各种各样的挑战，同时活体捐献的远期并发症(比如 40 年以后)还有待研究。一般认为，只有亲代患者是家中唯一的精神和经济支柱时方可考虑以子代为供者。

(3) 供者的人文关怀：亲属活体移植的供者有时并不是完全自愿，只是家庭、社会的压力使其不得已而捐赠。移植医生在有所怀疑时可以通过单独与供者面谈了解供者的真实想法，尊重供者的选择并加以保护。采用“医学托辞”这种善意谎言可以掩盖供者的真实想法，并使供者不因为没有捐赠而受到谴责。

总之，伦理作为道德的科学仍属于文化的范畴，其规则的制定既要借鉴发达国家的经验，也要考虑特定国家的历史、文化等诸多因素。只有在法律、伦理的约束下，才能最大限度地保障器官移植供受者以及全社会的最大利益。

（林　涛）

第三章 排斥反应及免疫抑制治疗

【移植的免疫学基础】

免疫即通常所指免除疫病(传染病)及抵抗多种疾病的发生。

机体的免疫系统由免疫分子(细胞表面分子、抗体、补体等)、免疫细胞(吞噬细胞、T淋巴细胞和B淋巴细胞等)、免疫组织(黏膜相关淋巴组织)、免疫器官(胸腺、骨髓、脾淋巴结等)以及淋巴管网络形成。

骨髓和胸腺是免疫细胞发育、成熟的组织部位,脾脏和遍布全身的淋巴结是执行免疫功能的重要器官。

人类的免疫应答有两大类,即天然免疫应答和获得性免疫应答,前者是非特异性的,对外来的抗原应答迅速,包括一些细胞和体液成分,后者是特异性的,由淋巴细胞针对抗原的免疫刺激诱导适应发展形成,主要由T淋巴细胞和B淋巴细胞介导的体液免疫组成。

免疫应答通常具有三个阶段:①识别阶段:T、B淋巴细胞通过T细胞表面受体(TCR)和B细胞表面受体(BCR)识别抗原;②激活分化阶段:识别抗原的淋巴细胞发生增殖分化,产生效应细胞、效应分子和记忆细胞;③效应阶段:效应细胞和效应分子清除抗原。

【排斥反应】

1. 概念　排斥反应是指机体在接受组织或器官移植后,如供者和受者的组织相容性抗原不一致时,受体体内对移植物抗原的出现而发生的细胞和体液的免疫反应,使已愈合的组织或器官脱落或坏死。

2. 排斥反应的类型

(1) 宿主抗移植物反应(host versus graft reaction,

HVGR):实质性器官移植术后,主要发生宿主抗移植物反应。根据排斥反应发生的时间和病理学特征分为三种类型:超急性排斥反应、急性排斥反应和慢性排斥反应。

1) 超急性排斥反应(hyperacute rejection):通常是由于受者体内预先存在针对供体特异性抗原的抗体,此抗体与移植物内皮细胞结合并激活受体内的补体系统,内皮细胞受刺激后分泌 V-W 因子,促使血小板黏附、聚集,同时补体活化后还能损伤内皮细胞从而暴露出内皮下基膜蛋白,激活血小板,促进血管系统内血栓形成。因此,超急性排斥反应往往在受体与移植物血管吻合开放后数分钟内即可发生。常见于 ABO 血型不合或者术前反复输血、血透、再次移植等原因受者体内产生供者 HLA 抗原的抗体。超急性排斥反应发生迅速,往往在术中依靠临床医生的经验就可以做出诊断,如术中出现移植物色泽异常改变,出现肿胀、发绀,血管吻合开放后移植物无血流,病理学改变有大片的出血性坏死区、血管内大块纤维素性血栓形成。超急性排斥反应一旦发生药物无法治疗,只有行再次器官移植。

2) 急性排斥反应(acute rejection):是排斥反应中最常见的一种,也是造成器官移植失败的主要原因,常常发生在术后第5～15天。随着近年来各种新型有效免疫抑制剂的应用,术后急性排斥反应已经大大降低。急性排斥反应分为:①急性血管性排斥反应:主要针对血管内皮细胞表达的 MHC 抗原的 IgG 抗体介导,同时还有针对这些血管内皮细胞的特异性 T 淋巴细胞产生来聚集和分化炎症细胞,从而介导内皮细胞的坏死,损伤血管;②急性细胞性排斥反应:较为复杂,参与急性细胞性排斥反应中的一些效应机制有:细胞毒性 T 细胞(CTL)介导的溶细胞作用;自然杀伤细胞(NK cell)和活化巨噬细胞介导的溶细胞作用。其中 CTL 是最为重要的排斥反应效应细胞。

3) 慢性排斥反应(chronic rejection):可能在术后几周就发生,也可能在术后数年才发生,由体液免疫和细胞免疫共同参与,临床上主要表现为移植器官功能的逐渐衰退,临床症状和体征不明显。以往有研究发现慢性排斥反应与间接抗原递呈途径有关,但是尚缺乏有力的证据支持。目前,发现一些因素可能与慢性排斥反应有关，主要是认为某些患者在发生慢性排斥反应前就已经发生过急性排斥反应，但也有研究发现，发生急性排斥反应时若给予及时而正确的治疗，反而对移植物的长期存活有保护作用。总之，慢性排斥反应是一系列缓慢渐进的过程，临床无特征性，对治疗往往效果较差，通常只有再次器官移植。

（2）移植物抗宿主反应（graft versus host reaction，GVHR）：是由移植物中同种异型反应性淋巴细胞（主要是T细胞）识别宿主同种异型组织抗原而发生的移植排斥反应。其临床特点为患者出现皮肤、肝脏、肠道上皮细胞坏死，严重者可致命，一旦发生，难以逆转，主要见于造血干细胞移植后。

【排斥反应的机制】

1. 免疫应答

（1）特异性免疫应答：指抗原刺激相应的T细胞、B细胞而发生的应答反应。分为细胞免疫和体液免疫两类反应。

1）细胞免疫：指T细胞受到抗原刺激后，增殖分化形成致敏淋巴细胞所表现出来的特异性免疫反应。这种T细胞介导的免疫，不通过血清被动传递，故称为细胞免疫。致敏T细胞参与反应有两种形式：一是对靶细胞的直接杀伤；二是释放出多种具有生物活性的淋巴因子，如白细胞介素（IL）、干扰素（IFN）、肿瘤坏死因子（TFN）等，大多可通过加强有关细胞的功能而发挥免疫功能。

2）体液免疫：指抗体所产生的免疫。因抗体一般分布在淋巴液、组织液等体液和黏膜分泌液内，故称为体液免疫。如IgG、IgM、IgE等抗体，其由浆细胞产生。作用机制包括：①抗体激活补体的细胞毒作用：输血或经产妇体内可有细胞毒抗体，供体的移植物可使受体产生相应的抗体，细胞毒抗体和移植物抗原结合后激活补体，引起一系列反应，最终造成进行性器官功能衰竭；②抗体调理吞噬作用：抗体与移植物结合后，通过抗体依赖的细胞介导的细胞毒作用调理巨噬细胞直接杀伤抗原靶细胞，破坏移植器官；③抗体“增强”免疫作用：抗体除参与移植排斥反应外，可保护移植物不被排斥，这类抗体被称作增强性抗体，它是一类特殊的IgG亚类，可与移植物组织上的抗原结合，但不激活补体，也不引起细胞毒效应，却可阻断 IgM 或其他 IgG 类细胞毒抗体或 T 细胞与同一抗原的结合，从而对移植物的存活起保护作用。

(2) 非特异性免疫：指由大、小吞噬细胞通过非抗原受体识别和吞噬异物的过程，是先天具有的，其表现为局部炎症反应及全身性反应。

1) 巨噬细胞：目前认为淋巴细胞在识别同种异体细胞时必须由吞噬细胞参与，其在吞噬和处理抗原、攻击、破坏及杀伤靶细胞以致清除破坏的靶细胞中发挥着重大作用。

2) 补体系统作用：抗原抗体复合物在激活补体系统中产生过敏毒素和细胞趋化因子，可致细胞释放溶酶体酶、破坏组织、形成炎症等。

(3) 非免疫性体液因素

1) 凝血系统作用：被激活造成血管内纤维蛋白沉着、血栓形成、血管闭塞等。

2) 缓激肽作用：使凝血块中纤维蛋白溶解。

3) 激肽系统作用：使血管通透性增强，平滑肌收缩、局部水肿和血压下降等。

2. 同种异体移植排斥反应发生的机制

(1) 组织相容性抗原：引起移植排斥反应的抗原被称为移植抗原或组织相容性抗原。同种异体移植排斥反应所识别的靶抗原主要是表达于移植物表面的组织相容性分子(MHC)。此外，某些非 MHC 编码的分子可引起较弱而缓慢的排斥反应，即次要组织相容性抗原(minor histocompatibility antigens，mH)。

1) 主要组织相容性抗原：人类最主要的主要相容性抗原即 MHC 分子，又称人类白细胞抗原(human leukocyte antigen，HLA)。本质上，供、受者间 HLA 型别差异是发生急性移植排斥反应的主要原因。HLA 基因位于 6 号染色体短臂上，根据编码蛋白的结构、功能、分布及抗原性不同可将 MHC 基因群分为 3 大类：MHC-Ⅰ类基因(编码的抗原广泛分布于人体各种组织的有核细胞表面)；MHC-Ⅱ类基因(编码的抗原主要分布于 B 细胞、抗原呈递细胞和活化的 T 细胞表面)和 MHC-Ⅲ基因(主要参与固有免疫应答，包括血清补体成分的编码基因、炎症相关基因、热休克蛋白基因等)。MHC-Ⅱ类基因和 MHC-Ⅲ基因编码的抗原是引起移植排斥反应的主要原因。

2) 次要组织相容性抗原：此类抗原引起的移植排斥反应程度较轻、速度较慢，主要包括：①与性别相关的 mH 抗原：由 Y 染色体基因编码，主要表达于精子、表皮细胞及脑细胞表面；②由常染色体编码的 mH：各类 mH 抗原的组织分布不同，某些可表达于机体所有组织细胞，某些仅表达于造血细胞和白血病细胞表面。

在 HLA 完全匹配的供、受者间进行移植所发生的排斥反应，主要是由 mH 抗原所致。因此，临床移植中应在 HLA 型别相配的基础上兼顾 mH 抗原，以期获得更好的疗效。

3) 其他组织相容性抗原：①血型抗原：人类 ABO 血型抗原不仅分布于红细胞表面，也表达于肝、肾等组织细胞和血管内皮细胞表面，尤其是血管内皮细胞表面的 ABO 抗原在诱导移植排斥中起重要作用，因此，供、受者间 ABO 血型不合也可引起移植排斥反应，特别是超急性排斥反应的发生；②组织特异性抗原：特异性表达于某一器官、组织或细胞表面的抗原，属独立于 HLA 抗原和 ABO 血型之外的一类抗原系统。同种不同组织器官移植后发生排斥反应的强度各异，从强到弱依次为皮肤、肾、心、胰、肝。

(2) 同种异型移植排斥反应的细胞学基础：主要由 T 细胞介导，$CD4^+$ T 细胞和 $CD8^+$ T 细胞均参与移植排斥反应，以 $CD4^+$ T 细胞的作用更为重要。在 $CD4^+$ Th 细胞中，Th1 细胞亚群是介导移植排斥反应的主要效应细胞。参与同种异型排斥的免疫细胞还包括供、受体双方的 APC 及淋巴细胞。

(3) 同种异型抗原的识别机制：移植物表面的同种异型 MHC 分子可通过直接途径和间接途径被受者 T 细胞识别。

1) 直接识别机制：受者体内大量同种异型反应性 T 细胞(alloreaction T cell)直接识别移植物供者 APC 表面的同种异型分子。已发现，人体内针对普通外来抗原的特异性 T 细胞前体，约占 T 细胞库中克隆总数的 10^{-6}～10^{-4}，但能识别同种异性 MHC 分子的 T 细胞频率则为 1%～10%。一般认为，直接识别机制在急性排斥反应早期发挥主要作用。

2) 间接识别机制：是指移植术后，受者 APC 随血流进入移植物内，可摄取并处理从移植物细胞脱落的同种异性 MHC 分子，并经溶酶体途径提呈给受者 $CD4^+$ T 细胞。一般认为，间接识别机制在急性排斥反应中、晚期以及慢性排斥反应中起主要作用。

【临床常见免疫抑制药物】

1. 糖皮质激素　是临床最常用的免疫抑制剂之一，具有各种抗炎作用，给药 6 小时可见血液淋巴细胞数量下降，可用于治疗或逆转急性期排斥反应。糖皮质激素的主要作用机制是抑制巨噬细胞细胞因子基因的转录和分泌，抑制 T 细胞产生细胞因子，溶解淋巴细胞，减少针对自身抗原的抗体生成，抑制前列腺素的合成等。

长期使用糖皮质激素会产生严重不良反应，如高血压、激素性糖尿病、肥胖、骨质疏松、白内障等。

2. 环孢素 A(cyclosporin A，CsA)　是临床应用最广泛的免疫抑制剂之一，为真菌代谢产物提纯得来的大环内酯，是一种强效的细胞因子合成抑制剂。环孢素 A 的主要作用机制是抑制 T 细胞 IL-2 基因的转录，具有淋巴细胞特异性，尤其对 Th 细胞有较好的选择性抑制作用。

环孢素 A 的不良反应包括肾、肝及神经毒性，高血压、高血钾、多毛、牙龈肥大、继发肿瘤和感染的危险。

3. 他克莫司(tacrolimus)　即普乐可复或 FK506，它是一种新型强效免疫抑制剂，也为真菌来源，属大环内酯类，与环孢素 A 的作用机制类似，能抑制 T 细胞 IL-2 基因的表达，但不影响抑制型 T 细胞的活化。他克莫司可用于治疗其他免疫抑制剂无法控制的移植物排斥反应，延长移植物的存活时间，逆转使用环孢素 A 所引起的耐激素和难治性排斥反应。

他克莫司的主要不良反应与环孢素 A 类似，主要为神经毒性、糖耐量降低和肾功能减退，但不包括多毛和牙龈肥大。

4. 雷帕霉素(rapamycin，RPM)　又叫西罗莫司，与他克莫司一样，同属大环内酯类抗生素，其作用机制为抑制 IL-2 传送信号而抑制 T 细胞的增殖。西罗莫司可抑制 T 细胞的晚期激活，还能抑制血管平滑肌的增生和移行，它与环孢素 A 和他克莫司有良好的协同作用，能增强免疫抑制效果，减少用量。

西罗莫司的不良反应包括白细胞减少、血小板减少、高脂血症、剂量依赖等。

5. 硫唑嘌呤（Aza）和环磷酰胺（cyclophosphamide，CTX）

硫唑嘌呤是以前临床应用很广泛的嘌呤类似物，是抗代谢药物的一种，能通过干扰反应淋巴细胞的增殖和分化，来抑制细胞免疫和体液免疫。硫唑嘌呤的主要不良反应是白细胞减少、胆汁淤积、肝细胞损坏。

环磷酰胺属烷化剂，也属抗代谢药物的一种，能在体内产生具有烷化作用的代谢产物，杀伤免疫细胞，影响免疫过程。环磷酰胺的主要不良反应为消化道损害症状，如胃炎、恶心、呕吐、口腔溃疡，以及贫血、脱发等。

6. 酶酚酸酯（mycophenolate mofetil，MMF） 即骁悉，为新型抗代谢药物，为麦考酚酸（mycophenolic acid，MPA）的 2-乙基酚类衍生物，能通过抑制鸟嘌呤合成来阻断淋巴细胞的增殖。其不良反应较少，没有肝肾毒性，目前多取代 Aza 使用，常与环孢素 A 联合应用预防急性排斥反应。

MMF 的不良反应有胃肠道症状、血液系统损伤、感染等，但较轻、可逆。

7. 生物免疫抑制剂 单克隆抗体（mAbs）能鉴别出某些反应性 T 细胞表面的分子靶标，通过与效应膜抗原结合，借助补体依赖的细胞毒作用，清除体内 T 细胞或胸腺细胞，达到抑制排斥作用的目的。常用的单克隆抗体包括单克隆抗体 OKT_3 及 CD_4、CD_8 单抗、抗 TCR 单抗、抗高亲和力 IL-2 单抗、抗黏附分子抗体等。常见不良反应主要为全身流感样症状，如寒战、发热、腹泻等。

多种混合抗体针对不同抗原决定簇，具有较强的免疫抑制活性，可显著降低 T 淋巴细胞数量，抑制其增生，常用于治疗急性排斥反应和预防排斥反应的发生。常见不良反应有发热、寒战、肌肉关节痛等。

8. 中药　包括雷公藤总苷、冬虫夏草等。雷公藤总苷是效果较为肯定的免疫抑制剂，而冬虫夏草被认为对免疫系统具有双向调节作用，能对不同淋巴细胞亚群选择性增强或抑制。目前尚未发现中药有何明显毒副作用，是一种有前途的免疫抑制剂。

【免疫抑制药物的正确使用】

1. 他克莫司

(1) 严格给药剂量、时间，监测血药浓度、不良反应，及时调整用药。

(2) 加强并发症的观察，积极防治不良反应。

(3) 指导患者低脂饮食，忌酒。进食脂肪性食物会影响药物的吸收，饮酒会加重不良反应。

(4) 注意药物间的相互影响，雌激素、维拉帕米、西咪替丁、红霉素、诺氟沙星等能提高他克莫司的血药浓度；苯巴比妥、利福平、异烟肼等能降低他克莫司的血药浓度。

2. 环孢素 A(CsA)

(1) 严密观察病情变化，如血压、尿量等，注意不良反应的发生。

(2) 静脉使用 CsA 时，以 0.9%氯化钠溶液或葡萄糖溶液稀释，缓慢静脉滴注，尽量缩短用药时间。

(3) 遵医嘱监测血液生化指标，观察患者肝肾功、血液电解质等的变化情况。

(4) 注意药物配伍禁忌，CsA 与他克莫司属于配伍禁忌；大环内酯类药物、钙离子拮抗剂、类固醇激素等可提高 CsA 血药浓度；苯巴比妥、利福平、异烟肼等药物可降低 CsA 血药浓度。

3. 酶酚酸酯(MMF)

(1) 处在消化性溃疡的活动期、有严重腹泻、吸收障碍的患者应慎用。

(2) 严密观察病情，注意有无病毒和细菌感染等。

(3) 使用 MMF 时，尽量不与 Aza 合用，避免使用止酸剂，以免影响其肠道吸收，谨慎使用影响肝肠循环的药物。

(4) 遵医嘱监测血象变化，注意观察骨髓抑制及有无血液系统病变的表现。当白细胞计数为(3～4)×10^9/L时应减量，当白细胞<2×10^9/L时应停用。

4. 硫唑嘌呤(Aza)

(1) 严密观察病情，注意是否有感染征象；嘱患者避免长时间日晒，避免发生皮肤癌。

(2) 遵医嘱监测血常规，当白细胞<5×10^9/L时应减量，当白细胞<3×10^9/L时应停用。

(3) 注意患者肝功能变化，当发生严重药物性肝炎时应减量或者换药。

5. 皮质激素

(1) 密切观察患者病情变化，如血压、血糖、尿量、大便性状等。

(2) 指导患者正确用药，禁用阿司匹林等损害胃黏膜的药物；低盐、低糖、低钠、高蛋白饮食，尽量减轻副作用。

(3) 大量用药者预防性使用 H_2 受体阻断剂，预防应激性溃疡或溃疡复发；出现消化道出血时，应减量或停药，对症治疗。

(4) 基础眼压较高的患者，角膜移植术后应经常测量眼压。

(5) 停药时遵医嘱逐渐减量，预防突然停药引起的反跳现象。

(6) 加强心理护理，使其能接受容貌改变等不良反应，保持良好心理状态。

【使用免疫抑制剂的注意事项】

患者在服药过程中，容易出现漏服、自行改变剂量、未按时检查血药浓度、提前停止治疗计划等问题，易导致排斥反应发生的增加。因此，应加强对患者正确用药的健康指导，告知患者服药的注意事项：

1. 告知患者药物常见的副作用。
2. 帮助或指导患者选择服用药物的最佳时间。
3. 每种药物尽量在每日同一时间服用。
4. 建立药物服用表格，每次服用体现在表格上，避免漏服、重服。

5. 不将药片掰开或碾碎服用。

6. 不擅自停药或更改剂量。

7. 用闹钟或手机提示每次服药时间。

8. 药物储存在原装瓶内，拧紧盖子，放置在干燥、阴凉处。

（罗艳丽）

第四章 肾移植患者的护理

【概述】

当各种原因导致肾脏进行性损害，不能维持其基本功能时，患者表现为氮质血症、代谢产物和毒素潴留，水电解质平衡失调以及一些内分泌功能异常的一系列临床综合征，其终末期称为尿毒症。肾移植是终末期肾脏疾病最主要的治疗手段。适用于经其他治疗无效、须行透析治疗才能维持生命的终末期肾衰竭患者。在临床各类器官移植中，肾移植开展较早、技术较成熟，临床疗效也较好。

按供者和受者的遗传学关系可以将肾移植分为自体肾移植(autograft)、同质肾移植(isograft)和同种异体肾移植(allogeneic graft)。同种异体肾移植是目前临床应用最广泛的肾移植方法。活体肾移植以同卵双生间最佳，然后依次是异卵双生、同胞兄弟姐妹、父母子女、血缘相关的亲属及无血缘者之间。

按供者情况可分为活体肾移植和尸体肾移植。按移植肾植入的部位可以分为原位肾移植和异位肾移植。一般采用异位肾移植。

【肾脏的解剖】

肾脏为一对略呈蚕豆型的腹膜后实质性器官，左右各一，位于腹后壁，腹膜腔的外侧，脊柱两侧的脂肪囊中。左肾上极平第 11 胸椎下缘，下极平第 2 腰椎下缘，左肾门约平第 1 腰椎。肾外缘为凸面，内缘中间呈凹陷状，肾盂、血管、淋巴管、神经丛和输尿管由此出入，称为肾门(hilum)。经过肾门的肾动脉、肾静脉、淋巴管、肾神经以及输尿管(ureter)，总称肾蒂(图 4-1)。

肾脏内部的结构，在冠状切面上，可分为肾实质和肾盂两部分。肾实质由表层的皮质和内层的髓质两部分组成。肾皮质大

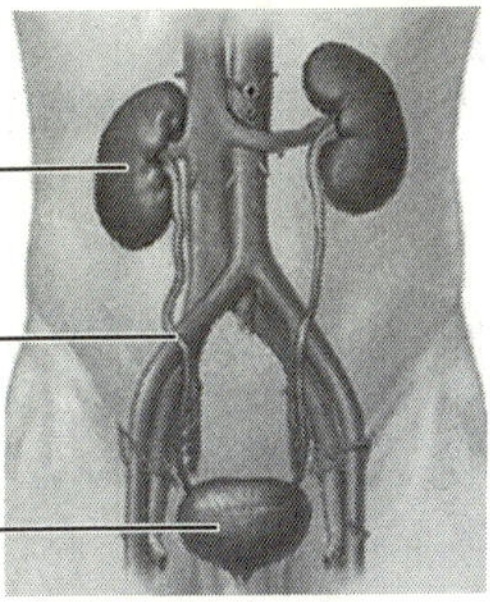

图 4-1　肾脏的解剖位置

部分位于肾的外周，约占 1/3，新鲜时呈红褐色，由约 100 多万个肾小体组成。部分皮质伸展至髓质锥体间，成为肾柱。髓质位于肾的深部，占 2/3，主要由肾小管构成，髓质部由 15～20 个圆锥形小体，即肾锥体构成。

肾单位是肾脏结构和功能的基本单位，包括肾小体和肾小管，每个肾脏约有 120 万个肾单位，与集合管共同行使泌尿功能（图 4-2）。

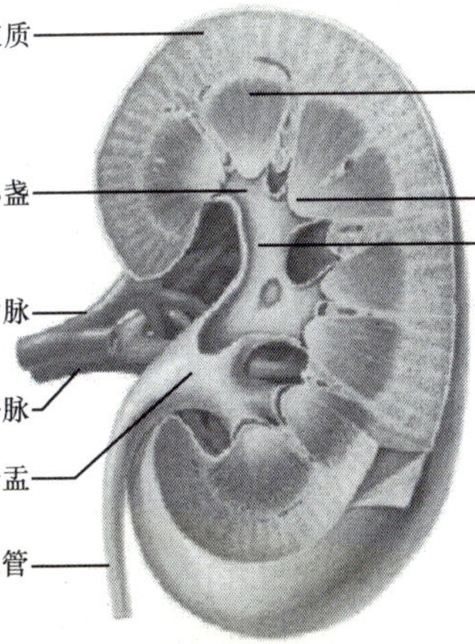

图 4-2　肾脏的结构和功能单位

【肾脏的生理功能】

肾脏不仅是人体主要的排泄器官，也是一个重要的内分泌器官，它不仅通过尿液排泄机体的代谢废物，调节水、电解质和酸碱平衡，而且可产生多种重要的内分泌激素，对维持机体内环境的稳定起重要作用。

1. 调节水、电解质及酸碱平衡　通过调整入球和出球微动脉的阻力，肾脏能有效地调节肾小球和肾小管周围的毛细血管中的血压，从而改变肾小球的滤过作用和（或）肾小管的重吸收，是钠、钾、氯的主要排泄器官，保证身体的内环境的稳态。

肾脏的血流量约占心排血量的20%～25%，在血液流经肾小球时，除了血细胞和大分子蛋白质外，几乎所有的血浆成分均可通过肾小球滤过膜，进入肾小囊而形成与血浆几乎等渗的滤过液即原尿。原尿流经肾小管和集合管时，经选择性重吸收作用，将对机体有用的物质重新吸收，调节机体的水电解质平衡。

2. 内分泌功能　肾脏能够分泌血管活性激素，作用于肾本身，参与肾的生理功能，主要调节肾的血流动力学和肾小球滤过，并与其他激素共同维持血压和水盐代谢平衡。包括：①肾素：可通过收缩血管和增加细胞外液量升高血压，通过刺激醛固酮的合成和分泌，促进肾小管对钠的重吸收，增加血容量；②前列腺素（PG）：通过扩张或收缩肾血管调节血压；③激肽释放酶：肾皮质内所含缓激肽释放酶促使激肽还原生成缓激肽，对抗血管紧张素的作用，扩张小动脉，增加肾血流量，促进水和钠的排泄，降低血压。此外，激肽释放酶还可促使前列腺素释放。

肾脏还分泌非血管活性激素，作用于全身调节新陈代谢。包括：①红细胞生成激素（EPO）：肾脏是控制红细胞生成的内分泌器官，生成机体90%的EPO；②1α羟化酶：肾间质可产生1α羟化酶，使25-羟维生素D_3转化为有活性的1，25-二羟维生素D_3，调节钙、磷代谢。

此外，肾脏是肾外分泌的促胃蛋白素、血管升压素、降钙素等作用的重要靶器官，以及促胃蛋白素、胰岛素、高血糖素等肾外激素降解的主要场所。

【适应证】

1. 同种肾移植适应每个患有不可恢复的肾脏疾病并有慢性肾衰竭的患者。

2. 年龄范围在12～65岁者,或年龄大于65岁,但心脏、肺脏及肝脏器官功能正常,血压平稳,精神状态良好者。近年来由于肾移植技术及新型免疫抑制剂效果的不断提高,受者的年龄已经没有明确的限制。

3. 一般情况好,能耐受手术。

4. 体内无感染病灶,无活动性溃疡、肿瘤、肝炎及结核病史,也没有精神、神经系统病史。

5. 与供肾组织配型良好。

【禁忌证】

肾移植禁忌证包括手术、麻醉及术后使用免疫抑制剂可能引起危险的指针。

1. 顽固性心力衰竭、慢性呼吸衰竭、严重血管疾病、严重泌尿系先天性畸形、慢性感染、凝血紊乱、严重的消化道疾病、恶性肿瘤等。

2. 淋巴细胞毒抗体或PRA强阳性者、艾滋病患者或HIV携带者、长期吸毒者、预期寿命小于2年者、全身情况差、不能耐受手术者。

3. 预计术后遵医行为较差的精神病患者。

4. 肾脏疾病是由全身疾患所引起的局部表现时,不考虑肾移植。

随着移植技术的提高,禁忌证范围在逐渐缩小,很多绝对禁忌证正在成为相对禁忌证。

【受者的选择】

受者的选择是肾移植的第一步,关系到手术成败及术后长期存活。受者选择涉及原发病种类、健康状况、年龄、肾移植禁忌证等。一般认为,肾移植受者年龄在15～50岁效果较好。如恶性肿瘤、严重血管病变、顽固性心衰、凝血功能紊乱、慢性感染等患者,则不宜接受肾移植手术。

【供者的选择】

1. 免疫学选择　引起移植排斥反应的抗原称为移植抗原或组织相容性抗原。供、受者间组织相容性抗原的差异越小，则排斥反应的发生率越小，移植肾生存率越高；反之，则排斥反应发生率增高，不利于移植肾的存活。为了预防排斥反应的发生，提高移植肾存活率，在肾移植前必须进行相关的免疫学检测，选择与受者组织相容性抗原无差异或差异小的供者。临床常用的检测方法有以下几种：①红细胞 ABO 抗原系统检测若供、受者 ABO 血型不合，移植后可发生不可逆的超急性排斥；②人类白细胞抗原(HLA)配型：目前主要按照六抗原相配原则进行配型。HLA 六抗原配型与肾移植的存活率有密切关系，配型相容程度越好，移植肾存活率越高；③预存抗体的检测：包括淋巴细胞毒交叉配合试验与群体反应性抗体(panel reactive antibody, PRA)检测。肾移植要求淋巴细胞毒交叉配合试验必须为阴性。PRA 高的患者交叉配型的阳性率高，提示不容易找到合适的供体。

2. 非免疫学要求　供者自愿捐献，年龄不超过 55 岁，肾功能正常，无泌尿系统疾病及肿瘤病史，无高血压、糖尿病史，无血液病、结核病、严重全身性感染和艾滋病病毒(HIV)感染等疾病。尸体肾移植缺血时间不能超过 10 分钟。对于活体肾移植，健康供者需经受一次手术，对供者健康可能会有潜在的影响；涉及手术安全，极少数可能出现手术并发症。因此，保证活体供者的安全是活体肾移植中的首要工作。供肾后需保证供者留下的一侧肾能维持正常功能，应将功能较好的一侧肾留给供者。另外，活体肾移植涉及医学伦理学、法律、医疗保险或其他社会问题，需对活体供肾者进行精神和心理学方面的评估，有异常者不能作为供者。

【器官保存】

离体缺血肾在 35～37℃常温下(称为热缺血)短时间内即趋于失去活力。为延长供肾的存活时间，肾保存应遵循低温、预防细胞肿胀和避免生化损伤的原则。因此，保存液的成分是保存器官功能的又一重要因素。目前，供体肾的处理和保存方法是采用特制的肾灌洗液（0～4℃）快速灌洗，使被灌洗肾的温度迅速而又均匀地降到10℃以下，并尽可能将其内血液洗净；然后保存于2～4℃保存液中直至移植（称为冷缺血）。

【治疗要点】

1. 手术　肾移植手术基本采用异位移植，即髂窝内或腹膜后移植，以髂窝内移植多见。一般情况下无需切除受者的病肾。

将肾脏从供者体内取，经过修整后，移植到受者髂窝内。一般移植肾静脉与受者的髂外静脉端侧吻合，移植肾动脉与受者髂髂内动脉端端吻合，输尿管与膀胱黏膜吻合（图4-3）。

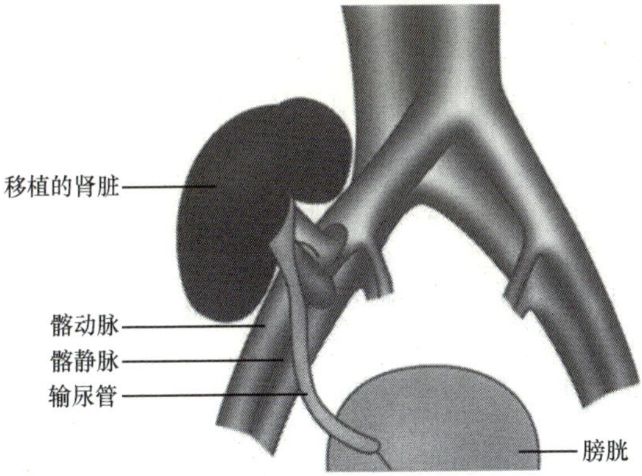

图4-3　髂窝内异位肾脏移植

2. 免疫抑制治疗　理想的免疫抑制治疗应既能保证移植物不被排斥，又尽可能使其毒副作用及对受者免疫系统的影响减至最小程度。免疫抑制治疗的基本原则是联合用药，以增加药物的协同作用，减少单一药物的剂量，从而达到减轻其毒副作用的目的。肾移植常用的免疫抑制剂有：

（1）皮质类固醇：是临床上最早也是最常用的免疫抑制剂，常与其他免疫抑制剂联合应用。副作用可有骨质疏松、感染、应激性溃疡、药物性库欣综合征、白内障等。口服和静脉给药都可以吸收。

（2）霉酚酸酯（麦考酚吗乙酯，mycophenolate mofetil，MMF；商品名：骁悉）：是由霉菌酵解物中分离出的半合成衍生物，能特异性、有力的抑制T、B淋巴细胞的增殖及抗体生成。主要不良反应有腹泻、关节痛、白细胞减少和胃肠道出血等。

（3）环孢素（环孢素A，cyclosporine A，CsA）：主要作用是抑制T淋巴细胞合成和释放白细胞介素（IL-2）及其他淋巴因子的合成，此外对B淋巴细胞也有一定作用，常作为免疫抑制维持治疗的最基本药物之一。CsA的最主要的副作用是肝、肾毒性，其他常见不良反应有高血压、神经毒性、糖尿病、高尿酸血症、牙龈增生及多毛症等。临床应用期间，需检测血药浓度来指导用药，以尽量避免其毒副作用。

（4）他克莫司（tacrolimus，FK506）：又名普乐可复（prograf），其作用机制类似于CsA，通过阻止IL-2受体的表达而抑制T细胞的活化、增殖，具有极强的免疫抑制作用。FK506的常见副作用主要是肾毒性、神经系统副作用及糖尿病，高血压发生较少。

（5）抗淋巴细胞球蛋白（antilymphocyte globulin，ALG）或抗胸腺细胞球蛋白（antithymocyte globulin，ATG）：为多克隆血清，对T淋巴细胞产生直接细胞毒作用。临床多应用于免疫抑制的诱导阶段。静脉注射，主要不良反应是过敏反应、高热、寒战及白细胞减少等。可先注射地塞米松，防止高热或过敏反应发生。

（6）单克隆抗体：OKT3是目前最为有效的单克隆抗体，OKT3可与T淋巴细胞的CD3表面标记结合，使其丧失对抗原的识别能力。副作用可有发热、寒战、恶心、呕吐、腹泻、头痛、呼吸困难等。

【主要护理问题】

1. 焦虑与恐惧　与担心手术及其效果有关。

2. 营养失调——低于机体需要量　与胃肠道吸收不良、食欲减退及低蛋白饮食有关。

3. 有体液不足的危险　与术前透析过度或术后多尿期体液排出过多有关。

4. 有体液过多的危险　与术后肾功能延迟恢复、水钠潴留有关。

5. 潜在并发症　出血、感染、排斥反应、消化道溃疡、精神障碍等。

【护理目标】

1. 患者焦虑恐惧程度减轻，配合手术和治疗。

2. 患者营养状况改善，按要求正确进食。

3. 患者内环境稳定，没有发生水电解质平衡紊乱或发生后及时得到纠正。

4. 患者没有发生并发症或并发症得到及时治疗与处理。

【术前护理措施】

1. 协助患者完善术前检查

(1) 实验室检查：除术前常规实验室检查外，移植前患者均需做艾滋病病毒(HIV)、巨细胞病毒(CMV)、单纯疱疹病毒(HSV)及肝炎病毒的检查等。还应评估供、受者间相关的免疫学检查情况，如血型是否相符、HLA 配型相容程度，淋巴细胞毒交叉配合试验及群体反应性抗体检测结果。

(2) 泌尿系检查：常规检查包括尿培养、尿分析、24 小时尿量、肌酐清除率、尿蛋白定量、肾 B 超及膀胱造影等。

(3) 其他：常规行心电图、X 线胸片、肝胆胰 B 超检查。还应根据患者不同情况有针对的进行其他检查，如心血管造影、胃肠镜检查等。

2. 心理护理　与其他泌尿系统手术相比，肾移植手术及术后治疗复杂、并发症多、费用昂贵、移植效果存在诸多的不确定性因素，患者在术前普遍存在复杂的心理反应。护理上应该：

(1) 了解患者心理状态，评估患者及家属对肾移植的认知程度。

(2) 给患者介绍肾移植成功案例，树立信心，减轻焦虑。

(3) 给患者及其家属讲解肾移植手术、术后治疗、康复相关知识、后期治疗费用等知识。

(4) 评估患者家庭及社会支持系统对肾移植手术的风险、

移植所需高额医药费用、对患者长期照护的承受能力，有针对的进行心理护理。

3. 患者准备

(1) 充分透析：纠正氮质血症、酸中毒、水钠潴留和电解质紊乱，维持患者体内内环境和病情的相对稳定。在肾移植前 24 小时增加一次透析，以提高患者手术耐受性。

(2) 纠正贫血，保证肝功能正常，控制和消除体内的感染灶。

(3) 纠正心血管异常：治疗高血压、心肌损害、心包积液等病变。

(4) 营养支持：根据病情指导患者进食低钠优质蛋白、高碳水化合物、高维生素饮食，改善患者的营养状况，纠正低钙、改善低蛋白血症，纠正水电解质酸碱平衡紊乱，以满足术后机体高代谢的需要，提高手术耐受性。

(5) 呼吸道的准备：戒烟、训练深呼吸及有效排痰的方法。

(6) 手术前或术中即开始使用免疫抑制剂，具体药物及其剂量、用法及用药时间可根据受者情况决定。一般受者术前 1 天即开始口服霉酚酸酯。

(7) 肠道准备：术前 1 日进少渣饮食，术前晚给予 0.9%氯化钠溶液或肥皂水灌肠 1 次。

(8) 保持皮肤清洁卫生，预防皮肤感染；注意防寒保暖，防止呼吸道感染。

(9) 术晨测量体重并记录。

(10) 备皮、更衣、麻醉后置尿管。

4. 病室的准备

(1) 病室环境：病室需安静、光线充足，通风良好。病室外配一隔离间，以供医护、探视人员进出隔离病房时更换衣服、鞋帽用。

(2) 消毒与隔离：①消毒：术前 1 日及手术当日用消毒液擦拭病室内一切物品和门窗，进行空气消毒。有条件的医院可将术后患者安置于空气层流病室；②隔离：医护人员或探视人员进入移植隔离病房前应洗手、穿戴隔离衣、帽、口罩和鞋等。

【术后护理措施】

1. 外科术后常规护理(表 4-1)

表 4-1 外科术后常规护理

全麻术后护理	了解术中情况、切口和引流情况 持续低流量吸氧 持续心电监护,必要时监测中心静脉压 严密监测生命体征,注意控制患者血压
伤口观察及护理	观察伤口渗血情况,有无出血、尿外渗等,及时更换渗湿敷料 观察移植肾区,有无胀痛不适
各管道观察及护理	原则上不在手术侧下肢及动静脉造瘘肢体进行静脉输液 根据病情术后 24~48 小时应保证有两个静脉通道,以供输血或快速输液用,确保输液能顺利进行 观察记录创腔引流量色、性状变化情况

2. 生命体征监护(表 4-2)

表 4-2 生命体征监护

血压监测	术后当天每小时测量并记录血压,必要时监测中心静脉压,第 2 天平稳后可根据患者情况逐步延长测量间隔时间 根据术前血压水平确定术后血压控制范围,一般要求术后血压略高于术前,不能过于降低,以保证移植肾的有效灌注 避免血压过高,否则易引起脑血管意外、心力衰竭,还可造成血管吻合口漏血、伤口内渗血加重,并损害移植肾功能 注意不在动静脉造瘘肢体测血压 注意血管活性药物输注的护理,避免渗漏和血压波动过大必要时监测中心静脉压
体温监测	体温是观察排斥反应和感染的敏感指标,术后 4~6 小时监测一次体温 体温增高往往提示有排斥和感染的可能 注意免疫抑制剂可引起体温不升 注意分析体温异常与患者尿量和肌酐变化的关系

续表

呼吸、心率及血氧饱和度监护	术后应尽早拔除气管插管，减少感染的可能。但要严格掌握好拔管时机，确保患者的通气和氧合 麻醉清醒后给予抬高床头，患者完全清醒后可以给予半卧位，利于呼吸 术后1周常规给予心电监护，连续监测心律及氧饱和度 由于容易发生肺不张及肺部感染，注意观察患者的呼吸频率及状态 如果没有明显的肺功能损害，患者血氧饱和度应该在95%以上 注意观察患者的呼吸频率及状态，鼓励患者深呼吸、咳嗽咳痰预防肺不张

3. 严密监测出入量，维持出入水量平衡　详细记录出入量，严密监测每小时尿量，尿量是反映移植肾功能状况及体液平衡的重要指标。并根据尿量及时调整输液速度和量，保持患者出入水量平衡（表4-3）。

表4-3　维持出入量平衡

监测小时尿量	多数在术后早期有多尿的现象，尿量可达1000ml/h以上，术后24小时内尿量宜维持在300ml/h以上，不少于100ml/h
合理静脉输液	严格记录出入量。肾移植补液应遵循“量出为入”的原则 补液量包括饮水量 术后48小时内，每小时尿量小于500ml/h，补液量为出量的全量；尿量500～1000ml/h，补液量为出量的2/3；尿量超过1000ml/h，补量为出量的1/2 根据病情遵医嘱补充电解质，防止发生电解质、酸碱平衡紊乱 需根据患者血压及具体病情合理安排输液顺序及速度

4. 维持电解质、酸碱平衡(表 4-4)

表 4-4 维持电解质、酸碱平衡

监测电解质	在术后 24 小时内大多数患者都出现多尿,且尿液中排出的以钠、钾离子增多,容易出现低钾、低钠及严重脱水,术后 1 周内应每天监测电解质
合理补充电解质	根据电解质检查结果遵医嘱补充电解质,防止发生电解质、酸碱平衡紊乱
	补液时以 0.9%氯化钠溶液、平衡液、10%的葡萄糖、5%的葡萄糖循环交替输入
	禁食期间补充补充钾、钠、钙生理需要量,并根据电解质化验结果调整补充剂量
	防止发生电解质、酸碱平衡紊乱
积极补充蛋白	一般术后前 3 天给予静脉输入白蛋白 10g,每天一次

5. 饮食护理(表 4-5)

表 4-5 饮食护理

术后当天	禁食,术后 6 小时禁饮
术后第 1 天	饮水后无腹胀不适,可进流质,少吃多餐
术后第 2 天至肛门排气	无腹胀不适,可给予少量易消化软食,少食多餐,逐渐加量
肛门排气后	进易消化,营养丰富,优质蛋白,富含纤维的新鲜食物

6. 体位与活动(表 4-6)

表 4-6 体位与活动

术后当天	平卧,可翻身和活动四肢
	移植肾侧下肢髋、膝关节保持水平屈曲 15°～25°,以减少血管吻合口的张力
术后第 1～2 天	床上活动,防止血栓形成,但要避免突然改变体位,以防血管吻合口受牵拉引起破裂
术后第 3 天	根据病情协助患者下床活动,下床时注意健侧下肢先着地承力,避免摔倒
	活动量循序渐进,患者能耐受为原则

7. 心理护理　肾移植患者术后容易因自己尿量的多少、血压高低、肾功能恢复情况产生较大的情绪波动，尤其当肾功能恢复不顺利时易产生焦虑、抑郁心理，甚至对治疗失去信心。告诉患者积极的心态有利于调动免疫系统，促进肾功能恢复，鼓励患者积极面对，树立战胜疾病的信心。

【排斥反应的预防及护理】

排斥反应(rejection)是异体组织相容性抗原引起受者体内发生的特异性免疫反应，分细胞免疫和体液免疫两种。除了同卵双生之间的移植，所有的异体肾移植术后都会发生排斥反应。根据其发生的机制、时间、病理及过程的不同，分为超急性、加速性、急性和慢性排斥反应(表4-7)。

表4-7　肾移植排斥反应的类型、临床表现及处理

排斥反应	临床表现	预防及护理
超急性排斥反应	发生在移植肾血液循环恢复后数分钟或数小时、甚至24～48小时内	目前对超急性排斥反应尚无有效的治疗方法，一旦发生超急性排斥反应，应立即行移植肾切除
	突然出现血尿、少尿、无尿，移植肾区胀痛，血压升高，血肌酐升高，伴寒战、发热	大多数超急性排斥反应是可以预防的，关键在于术前做好ABO血型鉴定、交叉配合试验和群体反应性抗原检查
加速排斥反应	发生在术后2～5天内	观察患者的生命体征、尿量、肾功能及移植肾区局部情况，及时发现排斥反应
	肾移植术后3～5天，患者肾功能逐渐恢复，突然出现体温升高，肾区胀痛，出现血尿、少尿或无尿，经伴腹胀、恶性、乏力，查体肾区饱满、压痛	激素冲击治疗，或尽早使用抗淋巴细胞制剂，有可能逆转此反应

续表

排斥反应	临床表现	预防及护理
急性排斥反应	发生在移植后1周至2个月内 表现高热、尿量减少、体重增加、血压升高，肾区肿大、质硬有压痛，伴腹胀、关节酸痛、头痛、乏力、烦躁等全身症状 尿量减少是移植肾急性排斥反应的主要指标，也是最早出现的症状	准确应用免疫抑制剂 观察患者的生命体征、尿量、肾功能及移植肾区局部情况 根据排斥反应的轻重程度，遵医嘱应用抗排斥反应的药物，如甲泼尼龙、莫罗莫那-CD3(OKT3)、抗淋巴细胞球蛋白(ALG)或抗胸腺细胞球蛋白(ATG)等 及时观察用药效果，甲泼尼龙冲击治疗期间应警惕消化道溃疡的发生，注意观察患者消化道症状
慢性排斥反应	多发生术后3～6个月以后 移植肾功能逐渐丧失，血肌酐逐渐升高，伴蛋白尿、进行性贫血、高血压，尿量减少、出现水肿、移植肾缩小变硬	慢性排斥反应一旦发生，就难以逆转，一些治疗措施也仅是能延缓其发展的速度，唯一有效治疗方法是再次移植

【主要并发症治疗及护理】

主要并发症治疗及护理见表4-8。

表4-8 肾移植术后主要并发症及护理

常见并发症	临床表现	预防及护理
出血	伤口大量渗血 创腔引流有鲜红血流出，2小时内＞100ml或24小时＞500ml	观察创腔引流及切口渗血情况，移植肾区有无肿胀，生命体征有无异常等，以及时发现出血

续表

常见并发症	临床表现	预防及护理
	失血性休克表现	避免腹压增高及体位不当造成的血管吻合口处张力增加，防止血管吻合口破裂 一旦发现出血的征象，应及时通知医生，给予药物止血或手术止血
肾动脉栓塞	突然少尿或无尿 伴移植肾区疼痛，移植肾缩小、变软 肾动脉造影、彩色多普勒血流现象仪、肾图等检查可确诊	严密监测尿量及移植肾的症状、体征，发现问题及时报告医生给予相应处理 尽快手术探查，及时取出栓子
漏尿	发热、局部疼痛 引流液呈淡黄色且量增加 伴少尿或突然无尿 通过 B 超、实验室检查引流液肌酐确诊	严密观察伤口渗出情况及引流液的颜色、性状，如果有尿外渗表现，及时通知医生 充分引流尿液，预防感染 轻度尿外渗，一般采用持续低负压吸引，保持尿管通畅，使尿液充分引流，促进漏口愈合 保守治疗 3 周以上，没有明显好转，甚至有增加趋势，应手术治疗
肾功能延迟恢复	术后突然少尿、无尿或一过性多尿 血肌酐升高	血液透析 控制出入量，保持水电解质平衡 维持血压稳定 防止感染 抗排斥治疗，合理使用免疫抑制剂 心理护理

续表

常见并发症	临床表现	预防及护理
感染	发热 肾移植术后常见感染部位有肺部、手术切口、口腔、皮肤及尿道等，感染后伴有相应局部症状	做好呼吸道管理，预防肺部感染 严格按无菌原则护理伤口 遵医嘱应用抗生素，防止感染 严格病房隔离管理，预防交叉感染 加强观察，及时发现和处理感染病灶 结合患者的临床表现、实验室及其他检查结果，遵医嘱用抗感染药物，及时、有效地控制感染
恶性高血压	进展迅速，血压明显增高，舒张压≥130mmHg 患者有头昏、头痛、头晕、头胀、眼花、耳鸣、心悸等症状 常伴有视网膜出血或渗出、视神经乳盘水肿(恶性) 移植肾功能受损时可伴有少尿	病因治疗、检测并控制血压，维护移植肾功能 正确使用抗高血压药物 做好患者生活及饮食指导 避免诱因
消化道溃疡	腹痛、上消化道不适 解黑大便 严重可有上消化道大出血	观察患者有无消化道出血症状，有异常及时通知医生 激素冲击期间，遵医嘱使用保护胃黏膜药物饭后服用皮质类固醇药物，以免刺激胃黏膜，饭前服用保护胃黏膜的药物

【健康教育】

健康教育见表 4-9。

表 4-9 健康教育

休息与活动	根据身体恢复情况进行适当的体育锻炼，注意循序渐进 活动时保护移植肾不被硬物挤压或碰撞 术后 1 个月内外出时戴口罩，尽量不到人多嘈杂的环境 注意保暖，做好个人卫生，保持居室通风，预防感冒 术后半年可恢复正常工作
饮食指导	避免进食过多饱和脂肪，不食油炸食品，限制高胆固醇食物 进食新鲜食物，忌食冷、硬、不洁及腐败变质的食物 避免食用提高免疫功能的食物及保健品，如人参、黄芪、西洋参、灵芝等
用药指导	教会患者认识所服用的药物，熟悉药名、作用、形状、颜色以及剂量等 严格按医嘱服用免疫抑制剂及其他药物，不能自行增减药物的剂量或改服替代药物 准时服用药物，以维持相对稳定的血药浓度 避免服用对免疫抑制剂有拮抗作用的药物和食物等 指导患者定期检测药物浓度
自我监测	指导患者自我监测尿量、体重、体温、血压等指标，以随时判断自身的健康状况 指导患者了解移植肾的大小和硬度，学会自我检查是否有压痛及肿胀等
随访指导	严格的定期随访出院后第 1 个月每周 1 次，第 2 个月每 2 周 1 次，半年后每个月 1 次 若病情变化，应及时就诊 告知患者与医护人员保持有效的联系，以便随时获得医务人员的健康指导

【特别关注】

肾移植患者的术后随访

随着人们对生活质量的日益重视，器官移植后存活率不再是衡量肾移植成功与否的唯一指标。肾移植手术的成功并不意味着医疗护理工作的结束，而是康复、家庭护理工作的开始。肾移植患者需终身服用免疫抑制药物，以预防排斥反应。其服用的剂量和种类必须随移植后的不同阶段和状况进行调整，患者免疫低下而引起的其他相关疾病也需要随时加以诊疗。因此，加强和坚持肾脏移植患者的长期随访非常重要。

康复期肾移植受者是一个特殊的群体，存在心理异常、排斥反应、感染等潜在的危险，越来越多的临床护理工作者开始关注他们，为他们提供相应的护理服务，并取得了一定的效果。医护人员对患者进行定期随访，帮助患者调整用药，了解患者及移植肾的状况，及时发现排异反应及一些药物的不良反应，如肝功能异常、粒细胞减少等，尽早给予治疗，避免发生并发症，及时提供医学信息和医学健康指导，可以有效的提高患者生活质量及长期存活率。随访次数视术后时间长短而定，原则上是先密后疏逐渐拉长，早期随访要相对频繁。一般情况下，术后1个月内均在住院治疗；3个月内每周门诊随访1～2次，4～6个月每2周随访1次为宜，术后7个月至1年每月随访1次，3～5年每季度随访1次，5年以上每年随访应不低于1～2次。对病情不稳定的患者，要酌情增加随访密度。

不同时期的随访重点有所不同。移植术后1年内随诊的主要目的是及时发现和处理急性排斥反应及监测感染情况。详细了解各类血细胞、肝肾功能、肌酐、血糖、血脂、血药浓度检查值，能及时发现和处理异常。术后1～3年随访的重点是对移植肾功能和药物毒副作用的观察，以及其他并发症的处理。移植5年以上患者随访的重点是了解患者有无高血压、高血脂、高血糖、高尿酸血症、肿瘤等并发症并及时进行干预性的处理。最常用的随访方式是门诊随访，可直接进行医患双方沟通，了解患者情况，指导用药和提出注意事项。随着电信和网络的发展，随访方式可采用电话、网上沟通和视频等方法，建立移植患者QQ群是非常实用有效的方式。

依从性是提高肾移植患者生存质量和长期存活率的重要影响因素。有研究提示，肾移植术后患者应用免疫抑制药物依从性最好，其次是随访依从性，再次为良好生活习惯依从性，自我监测依从性最差。电话随访是提高患者依从性的有效措施，可以及时监督患者自我监测各项指标，提高患者自我监测依从性，随时发现问题及时处理，避免发生并发症，提高患者生活质量。还可以通过定期召开肾友会，开展社区康复指导教育等方式，联系督促不按期随访的患者按时到医院复查，提高长期存活的肾移植术后患者的依从性，正确地进行自我管理，提高生存质量和长期存活率。

【前沿进展】

免疫耐受提高移植肾长期存活率的研究

免疫抑制药物的应用在很大程度上降低了急性排斥反应的发生率，但是免疫抑制药物有较多的毒副作用，同时慢性排斥反应的发生率及其导致的移植器官功能丧失并没有减少。免疫耐受可以减少免疫抑制剂的用量，降低药物中毒的发生率，有可能延长移植器官存活时间。器官移植后最理想的措施是针对供体移植物建立特异性免疫耐受。

树突状细胞、$CD4^+CD25^+$调节性T细胞及嵌合现象等在免疫耐受过程中都扮演了重要的角色，德国研究者在前期研究基础上通过体外培养和免疫干预一类巨噬细胞获取移植耐受诱导细胞(TAICs)，并在前期动物实验中证实应用TAICs可以在一定程度上特异性减轻排斥反应，使移植受者可以安全地减少传统免疫抑制剂用量。

自发性耐受指的是器官移植受者因为各种原因停用免疫抑制剂后移植物能维持正常功能。自发性耐受的发生率因移植器官的不同而有所差异。肝移植受者在撤除免疫抑制剂后自发性耐受者可达20%～30%，肾移植受者自发性耐受相对少见。研究自发性耐受的受者有着极为重要的意义。通过细胞学、分子生物学、基因芯片等手段，找出自发耐受者与健康人群及普通移植受者的不同特点，明确耐受受者的特征性表现，将这些特征性表现用来评估服用免疫抑制剂的受者，并开展药物撤除试验，将对临床免疫耐受研究产生深远影响。

随着新型免疫抑制剂的开发，各种诱导、减量及部分撤药方案的应用，部分受者甚至可以达到“接近耐受”的状态。近年来发展的 RNA 干扰技术是诱导致免疫耐受的又一新方法。但目前为止还未形成一种成熟的可以在临床广泛应用的移植免疫耐受模式，理想的免疫耐受模式还有待进一步探索。

【知识拓展】

亲体肾移植在肾移植中占有重要地位

肾移植是目前治疗终末期肾病的有效方法。目前，我国每年有 100 万尿毒症患者，有 50 万患者在等待肾移植，尸体器官供给十分有限，开展活体器官移植才是缓解上述矛盾的有效方法。亲属活体肾移植不仅解决了尸肾移植的供肾短缺问题，且具有良好的近期疗效和远期预后。现已证实，活体肾移植的近期疗效和远期预后均优于尸体肾移植。亲属活体肾移植在欧美国家已占据重要地位。

亲属肾移植是指一类亲属（兄弟姐妹间、父母与子女间）或三类亲属之间（叔侄、堂/表兄妹等）的肾移植。供受者血缘关系远近不同，可能对肾移植的疗效产生一定影响。理论上讲，供受者血缘关系越近，遗传背景越相似，排斥反应越弱，移植物存活率越高。按此规律，则同卵双生同胞间的移植疗效最佳，非同卵同胞间及父母子女间移植次之，非近亲血缘间移植再次之。夫妻间的肾移植则是一种特殊类型的活体肾移植，也可归为感情亲属活体肾移植，它是国内非亲属活体肾移植的重要组成部分。配偶间活体肾移植不存在血缘关系，HLA 的相融程度不及具有血缘关系的亲属肾移植，按理说移植疗效不佳。但不少文献报道，组织配型相对较差的夫妻间肾移植术后效果仅次于同卵双生同胞，类似于父母供肾和表兄弟姐妹供肾移植，甚至优于父母兄弟姐妹供肾。其原因可能为：夫妻间长期相处、性生活和生育经历使得双方体内有抗原的交换和细胞嵌合、组织相容的地方，形成了免疫耐受；夫妻间强烈的情感及相近的生活环境、饮食习惯有利于术后恢复和自我管理。由此可见,移植肾存活率不能简单地归因于更优的组织配型,如供肾质量、术中优势及术后自我管理等非免疫因素也是确保肾移植良好疗效的重要环节。

（谷　波）

第五章　肝移植患者的护理

【概述】

肝脏移植(orthotopic liver transplantation,OLT)系指于患终末期肝病患者,通过手术植入一个健康的肝脏,使患者肝脏功能得到良好的恢复。肝移植是治疗终末期肝病最有效的方法。肝移植研究始于20世纪50年代,经历了实验研究、临床应用、发展推广阶段,20世纪90年代,全球肝移植进入成熟阶段。我国肝移植起步于1977年,近年来得到快速发展,并跻身于国际先进行列。目前,我国肝移植术后1年生存率已达80%~90%,5年生存率达70%~80%。

【肝脏的解剖】

1. 肝脏的结构　肝脏(liver)是人体内最大的实质性器官,也是最大的腺体,重约1200~1500g。肝外形略呈楔形,大部分位于右上腹部的膈下和季肋深面,其左外叶横过腹中线达左季肋部;肝上界相当于右锁骨中线第5~6肋间,下界与右肋缘平行。一般情况下肝于右肋缘下不能触及。肝以正中裂为界,分成左、右两半;左右半肝又以叶间裂为界,分成左外叶、左内叶、右前叶、右后叶和尾状叶。肝的膈面和前面经左右内侧韧带、冠状韧带、镰状韧带和肝圆韧带与膈肌和前腹壁固定(图5-1);肝的脏面有肝胃韧带和肝十二指肠韧带,肝胃韧带和肝十二指肠韧带又称小网膜,其包含门静脉、肝动脉、胆总管、淋巴管、淋巴结和神经,又称肝蒂。肝的脏面有两个纵沟和一个横沟,呈H形,在横沟处有门静脉、肝动脉和肝总管各自分出左、右侧支进出肝实质,称第一肝门。在肝实质内,门静脉、肝动脉和肝内胆管的管道分布大致相同,且被Glisson纤维鞘包裹。肝静脉系统是肝内血液输出道,包括左、中、右三大支静脉,三条主要的肝静脉在肝右纵沟后上方的静脉窝汇入下腔静脉,称第二肝门。肝还有小部分血液经数支肝短静脉流入肝后方的下腔静脉,又称第三肝门(图5-2)。

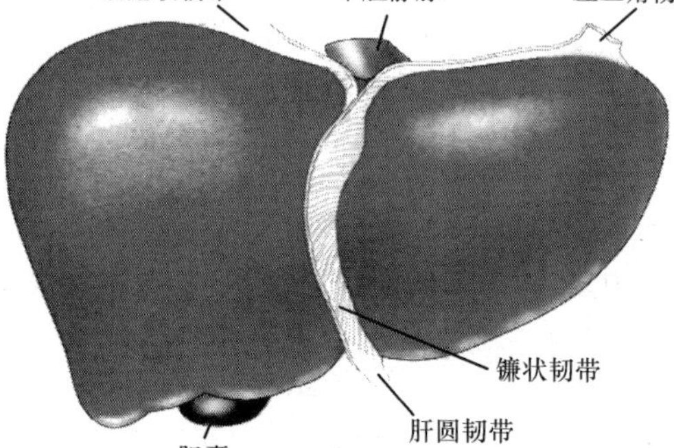

图 5-1　肝脏的主要韧带

肝小叶为肝结构和功能的基本单位。肝小叶中间为中央静脉。围绕该静脉为单层排列的由肝细胞形成的肝细胞索。肝细胞索之间为肝窦,是营养物质进行代谢和交换的场所;也可以看作肝的毛细血管网,其一端与肝动脉和门静脉的小分支相通,另一端与中央静脉相连。肝窦壁上有 Kupffer 细胞,具有吞噬功能。肝小叶之间为结缔组织构成的汇管区,其中包括肝动脉、门静脉和胆管,胆管又可分为胆小管和毛细胆管,后者位于肝细胞之间。

肝的分叶:目前常用的 Couinaud 分叶法(表 5-1～图 5-3),根据肝裂及门静脉在肝内的分布基础分为五叶、八段,分别是尾状叶、左肝外叶、左肝内叶、右肝前叶和右肝后叶。

表 5-1　肝脏分叶及分段(Couinaud 的八段分法)

尾状叶			Ⅰ段
肝左叶	左外叶	上段	Ⅱ段
		下段	Ⅲ段
	左内叶		Ⅳ段
肝右叶	右前叶	上段	Ⅷ段
		下段	Ⅴ段
	右后叶	上段	Ⅶ段
		下段	Ⅵ段

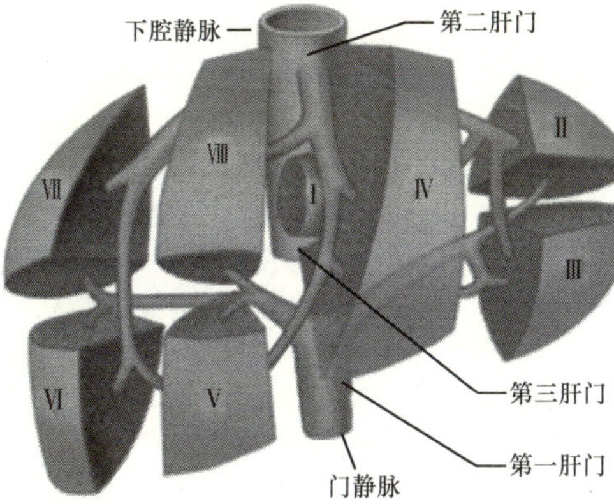

图 5-2　肝脏的分段

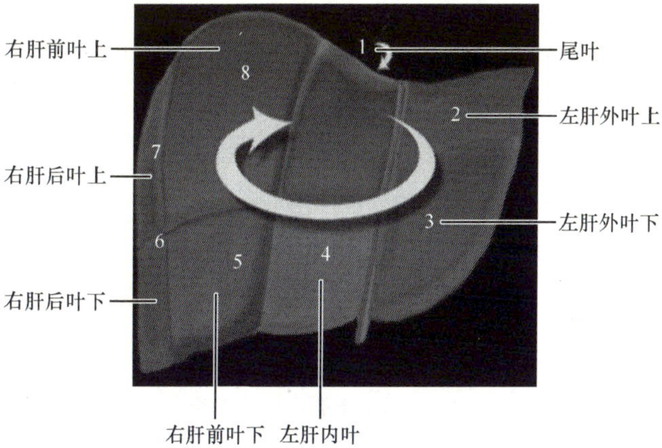

图 5-3　肝脏的分叶及分段

肝脏血液丰富，为双重血管供应。肝的血流包括入肝和出肝两套血流系统。入肝血流有肝动脉和门静脉，故肝是一个具有双重血供的器官（图 5-4）。肝动脉占入肝血流的 25%，门静脉占 75%，但因肝动脉血液含氧量高，故实际上两者对肝的供氧各占50%。门静脉收集腹腔内脏器官血液，由肠系膜上、下静脉和脾静脉汇合而成；肝动脉大多数起源于腹腔干动脉，少数起源于肠系膜上动脉。肝的出肝血流指的是肝静脉系统，三支主肝静脉(肝右、肝中和肝左静脉)汇入肝上下腔静脉形成第二肝门。80%的肝左和肝中静脉在肝实质内合成共干后再汇入下腔静脉。除三支主静脉外，在肝后下腔静脉前壁与肝实质之间右8～10支不等的肝短静脉直接汇入下腔静脉，谓之第三肝门。右半肝切除和背驮式肝移植时经常需要解剖第三肝门。门静脉接受肠系膜上静脉和脾静脉的血流，供给肝脏营养。肝、胆管、胆囊的淋巴引流汇集至肝门及肝十二指肠韧带上的淋巴结。肝的神经来自肝丛，包括交感神经和副交感神经。

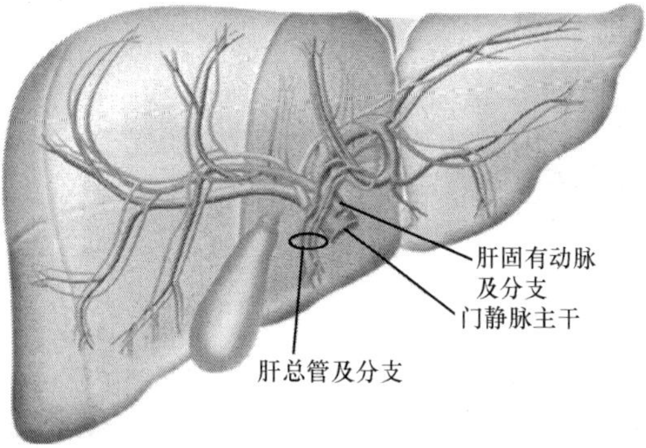

图 5-4 肝脏的双重血管供应

2. 胆道系统的结构 胆道系统(bililary system)包括肝内胆道和肝外胆道两部分，起始于肝内毛细胆管，其终末端与胰管汇合后开口于十二指肠乳头。

(1) 肝内胆道：起自肝内的毛细胆管，包括肝段胆管、肝叶胆管和肝内左、右肝管(图 5-5)。肝内胆道起自肝内毛细胆管，逐级汇合成小叶间胆管、肝段胆管、肝叶胆管和肝内左、右肝管。肝内胆管和肝内动脉、门静脉及其各级分支的分布和走行大体一致，三者同由一结缔组织鞘(Glisson 鞘)包裹，在第一肝门处出肝。

（2）肝外胆管：由肝外左、右肝管及肝总管、胆囊和胆囊管、胆总管组成（图 5-6）。

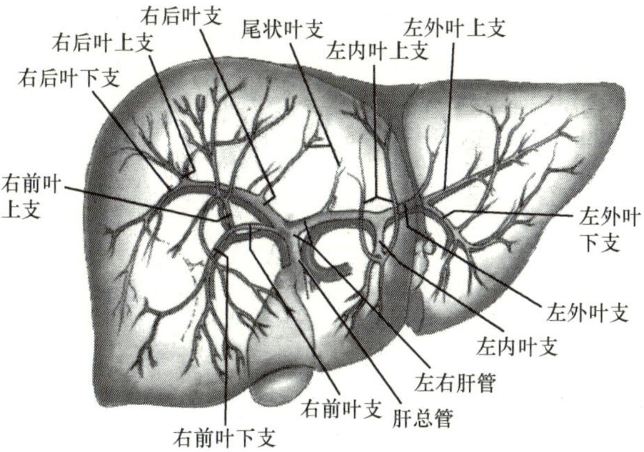

图 5-5　肝内胆道分布

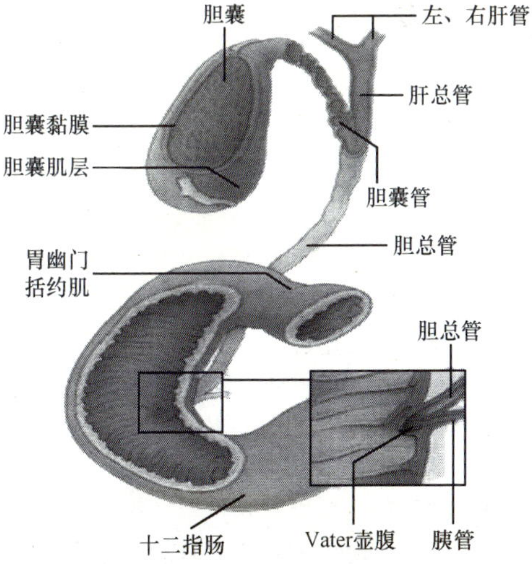

图 5-6　肝外胆管组成

【肝脏的生理功能】

1. 代谢功能

(1) 糖代谢:肝脏是体内调节血糖的最主要器官。进食后,由消化道吸收的葡萄糖分配到所有器官,肝脏吸收的糖大部分转化为糖原,其余转化为脂肪酸,储存在肝外脂肪细胞中。在饥饿、创伤及手术后,在酶的催化作用下,肝糖原迅速转化为葡萄糖供组织利用。

(2) 蛋白质代谢:由消化道吸收的氨基酸在肝脏内进行蛋白质合成、脱氨、转氨等作用,完成蛋白质的合成与分解代谢。

(3) 脂肪代谢:脂肪的合成和释放、脂肪酸分解、酮体生成与氧化、胆固醇与磷脂的合成、脂蛋白合成和运输等均在肝脏内进行。

(4) 维生素代谢:肝脏是维生素 A、C、D、E、K、B_1、B_6、B_{12},烟酸,叶酸等多种维生素储存和代谢的场所,尤其是脂溶性维生素,肝脏对其代谢起着非常重要的作用。维生素 K 是维持正常凝血因子Ⅱ、Ⅶ、Ⅸ、Ⅹ必不可少的物质,而上述物质均在肝脏内合成。因此,肝脏疾病往往影响依赖于维生素 K 的凝血因子的合成,从而加重出血倾向。

(5) 激素代谢:正常情况下血液中各种激素都保持一定含量,多余的经肝脏处理失去活性。当患肝病时,可能出现雌激素灭活障碍,出现肝掌、蜘蛛痣及男性乳房发育等;醛固酮和血管升压素灭活障碍,出现水钠潴留,引起水肿和腹水。

2. 胆汁生成和排泄　肝细胞能不断地合成胆汁酸和分泌胆汁,胆汁在促进脂类物质的消化吸收和胆固醇代谢方面具有重要的生理功能。胆汁还可促进脂溶性维生素 A、D、K 的吸收。正常情况下肝脏每天分泌 600～1200ml 的胆汁,经胆管输送到胆囊。胆囊可储存胆汁并将其平均浓缩 5 倍,最高可达 12～20 倍。

3. 生物转化功能　肝脏是人体最重要的解毒器官。人体在代谢过程中产生的生物活性物质、代谢物及外界进入机体的各种物质,在肝脏通过氧化、还原、分解、结合、脱氨等方式进行生物转化,使其毒性消失、减低或转化为可溶性的物质,随胆汁进入肠道。

4. 吞噬和免疫功能 肝脏是最大的网状内皮细胞吞噬系统。肝静脉窦内皮层含有大量的 Kupffer 细胞,有很强的吞噬能力,能吞噬血中的异物、细菌、内毒素及其他颗粒物质,门静脉血中 99%的细菌经过肝静脉窦时被吞噬。

5. 造血与凝血功能 胎儿期 9～24 周及成人骨髓纤维化和化生症时,肝脏可髓外造血。肝脏是合成人体内多种凝血因子的主要场所,包括凝血因子Ⅴ、Ⅶ、Ⅷ、Ⅸ、Ⅹ、Ⅺ、Ⅻ。纤溶酶原及一些与凝血和纤溶有关的抑制剂也在肝脏合成。肝病时可引起凝血因子缺乏造成凝血时间延长及发生出血倾向。

6. 肝脏再生功能 肝脏是人体内一特殊的保持着极强潜在再生能力的器官。正常情况下,肝脏的大小、重量是相对稳定的。当多种原因造成肝组织损伤、肝细胞丧失时,肝脏即迅速出现再生反应,肝细胞进入增殖状态,使肝组织能及时得以修复,代偿其功能。

【适应证】

1. 肝实质性疾病 肝炎后肝硬化、急性肝功能衰竭、酒精性肝硬化、布-加综合征等。

2. 胆汁淤积性疾病 先天性胆道闭锁、肝内广泛胆管囊状扩张症、肝内胆管闭锁症、原发性胆汁性肝硬化、原发性硬化性胆管炎等。

3. 先天性代谢障碍性疾病 肝豆状核变性(Wilson 病或铜蓄积症)等。

4. 肝脏肿瘤 如某些良性肝肿瘤、合并肝硬化的小肝癌等。

【禁忌证】

1. 绝对禁忌证 包括严重感染、败血症、AIDS、肝外恶性肿瘤和吸毒者。

2. 相对禁忌证

(1) 年龄:＞60 岁或＜1 岁。

(2) 严重心肺疾病、高血压、糖尿病、脑血管硬化。

(3) 肾功能不全,如肝肾综合征引起,仅为功能性者可单行肝脏移植，如已伴有器质性肾功能不全则应做肝肾联合移植。

(4) 肝内胆道感染。

(5) 有精神病史。

(6) 门静脉血栓或栓塞，若未累及肠系膜上静脉，发生时间较短，仍可考虑做肝移植。

【受体的选择】

1. 具有肝脏移植的适应证。

2. 无其他有效治疗手段。

3. 无肝移植绝对禁忌证。

4. 愿意并有能力接受肝移植和配合术后治疗。

5. 能承担肝移植手术及术后治疗的费用。

【供体的选择】

1. 脑死亡供体

(1) 肝脏功能正常。

(2) 血型符合要求。

(3) 无滥用某些药物或酗酒史。

(4) 以前无肝胆疾病史。

(5) 住院期间无呼吸心跳骤停，最好无应用血管收缩剂史，血压一直较稳定。

(6) 肺部状况，包括动脉血气分析指标正常。

(7) 供体的年龄：18～60岁。

(8) 无感染史：艾滋病、梅毒。

(9) 无恶性肿瘤史(特别是无中枢神经系统以外的恶性肿瘤)。

(10) 转氨酶和胆红素的水平正常或大致正常。

(11) 住院时间的长短也是评价的指标。

(12) 淋巴细胞毒试验以抗体试验阴性为佳。

2. 边缘供体

(1) 高龄供者。

(2) 缺血时间延长的供肝。

(3) 脑死亡供体中呼吸循环功能不稳定者。

(4) 脂肪肝。

(5) 无心搏供体。

3. 活体供体

(1) 供肝必须志愿捐献部分肝脏。

(2) 供体必须是健康人:①血型相符;②全身无重大器质性疾病;③全身主要脏器功能良好;④全身无感染性疾病;⑤肝脏储备功能良好;⑥无肝病史;⑦无长期大量饮酒史;⑧肝脏及其主要血管、胆管结构正常,无重大变异;⑨年龄最好在 20～50 岁。

【肝移植术式】

1. 经典原位肝移植(orthotopic liver transplantation) 指切除病肝时连同肝后下腔静脉一并切除,供肝植入时依次吻合肝上、肝下下腔静脉,门静脉,肝动脉,最后重建胆管(图 5-7)。

2. 背驮式肝移植(piggyback liver transplantation) 指保留受体肝后下腔静脉,将受体肝静脉与供肝上下腔静脉吻合,而供肝的肝下下腔静脉则予结扎。此术式在稳定血流动力学及简化手术操作方面有优势(图 5-8)。

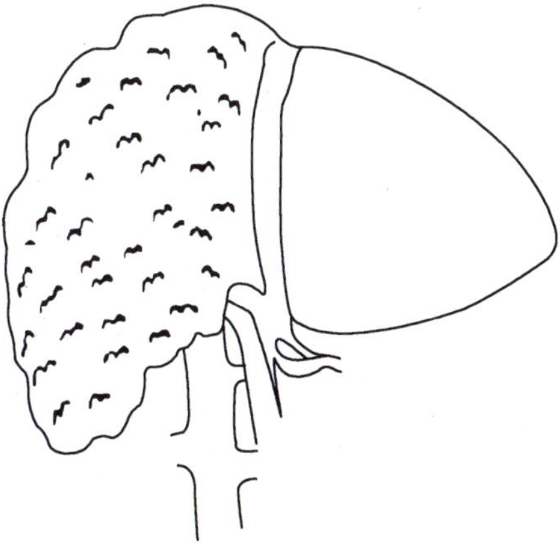

图 5-7 经典原位肝移植

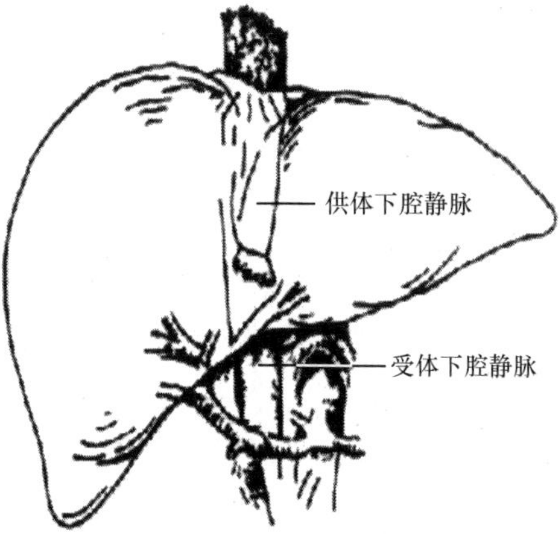

图 5-8 背驮式肝移植

3. 减体积式肝移植(reduced-size liver tansplantation) 以Couinaud肝段解剖为基础,根据供、受者身材体重比,取部分肝做移植,常用于儿童及供、受者体积差别较大的肝移植。常用于移植的有左外叶肝段、左半肝和右半肝(图 5-9)。

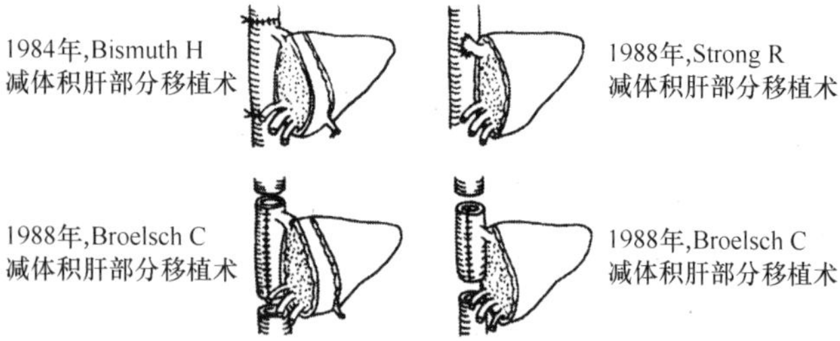

图 5-9 减体积肝移植

4. 活体供肝移植(living-related liver tansplantation) 是一种来自活体供肝的减体积式肝移植,供者多为受者的亲属。主要为肝左外叶移植,效果与减体积式肝移植相似(图 5-10)。

5. 劈裂式肝移植(split liver transplantation) 是指一个供肝一分为二,分别移植给两个不同的受体,以缓解供肝短缺的问题(图 5-11)。

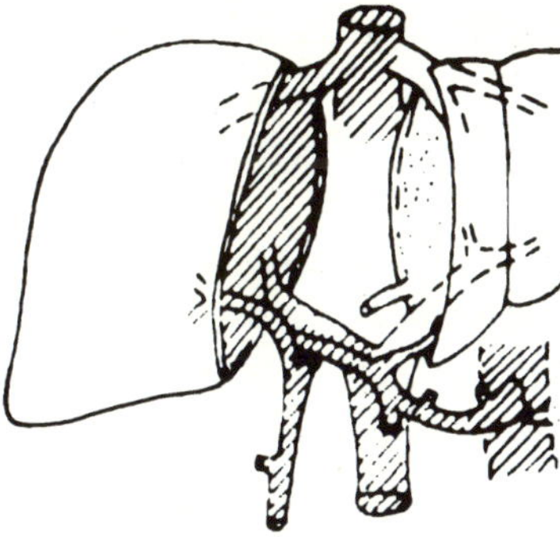

图 5-10　活体部分肝移植

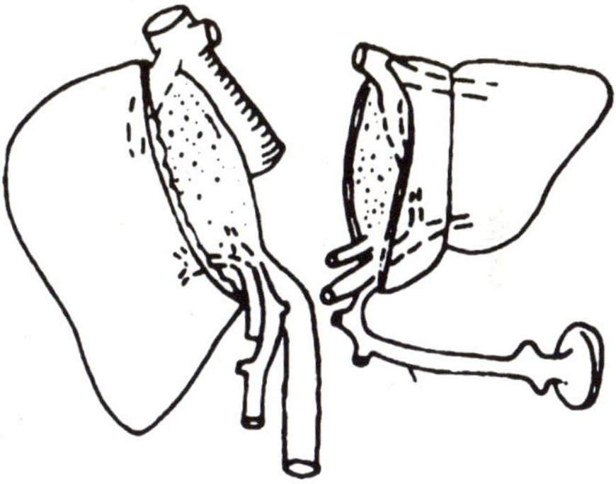

图 5-11　劈裂式肝部分移植术

6. 辅助性肝移植(heterotopic and auxiliary liver tansplantation)　指在保留部分或整个原肝的情况下，在原位或异位植入供肝的一部分或全部。主要适用于暴发性肝功能衰竭和某些先天性代谢障碍性肝病的治疗。

【主要护理诊断/问题】

1. 组织灌注不足　与大量失血、感染致血管床容量扩大、心衰有关。

2. 气体交换受损　与心排血量减少、组织缺氧、通气/血流比例失调、呼吸形态改变有关。

3. 清理呼吸道无效或低效　与呼吸道分泌物增加、伤口疼痛、咳嗽无力、气管插管有关。

4. 营养失调——低于机体需要量　与应激、高热、禁食、摄入减少有关。

5. 舒适的改变　与切口疼痛、引流管牵拉有关。

6. 精神异常　与原发疾病、免疫抑制剂毒性等有关。

7. 潜在的并发症　出血、感染、胆漏、排斥反应、原发性移植肝无功能。

【护理目标】

1. 保证足够的组织灌注量。

2. 患者能有效咳痰。

3. 患者营养状况得到改善或维持。

4. 患者主诉不适感减轻或消失。

5. 术后未发生相关并发症或并发症发生后能得到及时治疗与处理。

【术前护理措施】

1. 心理准备　向患者介绍肝移植术对患者的重要性和必要性，尽量让其了解手术全过程及移植组成员情况，了解肝脏的功能、肝脏疾病的症状、术后使用免疫抑制剂的情况。让患者对原发疾病有充分的认识，对肝移植有大致的了解，对术后可能发生的排斥反应及长期服用免疫抑制剂有充分的心理准备。患者常担心今后的工作问题、医疗费用问题、家庭关系等问题，护士应了解患者家庭经济状况、医疗费用来源及家庭社会支持系统情况，争取家庭和单位领导的配合、理解和支持，保证康复后重返工作的权利，医疗费用得到保障。

2. 生理准备

(1) 检查重要脏器功能：积极协助患者完成各项检查，了解心、肺、肝、肾、脑功能。针对存在的问题，按医嘱进行相应的处理，避免术中和术后并发症的发生。

(2) 纠正凝血机制障碍：术前根据患者具体情况，按医嘱输注新鲜全血、血浆、血小板、纤维蛋白原、凝血酶原复合物及止血药物等，改善其凝血机制，保证手术安全。

(3) 肝脏功能支持及肝脏支持治疗：根据肝功能和营养状况评估之后给予相应肝功支持、营养支持，输注全血、清蛋白、血浆、支链氨基酸等药物，纠正低蛋白血症和贫血。同时应用利尿剂，减少腹水。每天监测体重，24 小时尿量及腹围。

(4) 改善营养状况：给予高蛋白、高热量、高维生素、低脂、易消化、少渣的饮食，鼓励患者进食，增加营养摄入量，必要时可采取胃肠外营养支持疗法，达到 30kcal/(kg · d)，以改善营养状况，提高其手术耐受性。

3. 术前常规准备

(1) 呼吸道准备：吸烟者应戒烟，教会患者胸式呼吸、深呼吸、吹气球和排痰等术后护理配合方法。如有肺部感染应积极治疗。

(2) 胃肠道准备：术前 1 天流质饮食，术前 1 天及术晨灌肠 1 次。

(3) 皮肤准备：术前 1 天全身沐浴，清洁皮肤。手术前 2 小时进行皮肤准备，剃去双腋窝、腹部、胸部、腹股沟及会阴部毛发，然后用碘伏进行消毒，待皮肤干燥后用氟康唑涂擦颈部、腋窝、脐部、腹股沟及会阴部皮肤，穿清洁衣裤。

(4) 术中药物的准备：根据病情常需要准备凝血酶原复合物、纤维蛋白原、肝素、地塞米松、甲泼尼龙，按医嘱准备术中两次剂量的抗生素，血液制品：红细胞悬液、血浆、血小板、人血白蛋白等。

(5) 入手术室后安置胃管及尿管。

(6) 术后用物的准备

1) 消毒物品：气垫床、被套、枕套、大单、中单、患者衣裤和腹带等。

2) 仪器：体温计、输液泵、微量泵、CVP 测压装置、监护仪和呼吸机等。

3) 其他：精密度尿袋、体外引流袋(瓶)、量杯、便器和磅秤等。在隔离病房的外间准备隔离衣、帽、鞋等，备医护人员进入隔离病房时更换。

【术后护理措施】

1. 重症监护内容(表 5-2)

表 5-2 重症监护内容

意识状态	严密观察患者的意识、表情、瞳孔大小、对光反应及肢体活动情况 记录麻醉后清醒时间 神经系统的评估术后早期每小时监测 1 次,平稳后每 4 小时 1 次
血液动力学	监测心率、血压、脉搏、氧饱和度以及中心静脉压 30 分钟 1 次,血流动力学稳定后每小时监测 1 次 每小时监测尿量 根据所测得相关数据,调整输液的成分、量和速度
呼吸功能	人工呼吸支持 24～48 小时 根据病情变化及时调整呼吸机各项参数,一般呼吸频率设定于 12～16 次/分,PEEP 设定为 3～5cmH_2O;成人潮气量设定在 10～12ml/kg 密切监测血气分析 保持呼吸道通畅,维持气道湿化,及时吸痰 待神智清醒,咳嗽有力,神经肌肉反射正常,血流动力学稳定,血气分析结果正常,方可考虑脱机拔管 拔管后鼓励患者深呼吸、咳嗽,协助拍背、排痰、早期活动,防止肺炎、肺不张等呼吸道并发症发生
肾脏功能	术后 24 小时内监测每小时尿量,每日监测尿素氮、肌酐等 慎用肾毒药物
消化系统	观察大便颜色、量 若腹泻,应及时送大便常规及大便霉菌、细菌培养,以排除感染因素。同时,管饲患者应减量或停止管饲
伤口观察及护理	观察伤口有无渗血渗液,若有,应及时通知医生并更换敷料 观察腹部体征,有无腹痛、腹胀、腹膜炎体征等
疼痛护理	评估患者疼痛情况 遵医嘱给予镇痛药物 加强心理护理

2. 管道的护理(表 5-3)

表 5-3 管道护理内容

胃管	一般留置胃管 48～72 小时 定时挤捏管道,及时倾倒胃液,保持有效负压 同时密切观察腹部体征、胃液性状,观察有无消化道应激性溃疡、出血、穿孔等并发症 每日做口腔护理 2 次,防止口腔感染
"T"型管	妥善固定"T"型管,严防脱落、扭曲、折叠 术后供肝功能良好指标是 24～48 小时内 T 管引出金黄色胆汁 若无胆汁流出,可能是机械梗阻或肝内栓塞、肝无功能,以及循环因素的影响 注意胆汁引流出的颜色、性状,每 4 小时记录胆汁量 每周更换引流袋 2 次
血浆管	肝移植后分别于右膈下、右肝下、左膈下置 3 根血浆管,应分别标记并接低负压引流 定时挤捏管道,保持引流通畅 记录引流量、颜色、性状,每 2 小时记录 1 次,并连续 6 小时,以后每 4 小时 1 次 每周更换引流袋 2 次
尿管	每日做尿道口护理 2 次,防止尿路感染 尽早拔除 原则上不做膀胱冲洗

3. 饮食护理(表 5-4)

表 5-4 饮食护理

时间	进食内容	进食量
术后当天至肛门排气	禁食	—
拔除胃管当天	饮水	50ml/2～3h
拔除胃管第 2～3 天	流质	适量
拔除胃管 3 天后	逐步过渡到以清淡软食为主	少量多餐

注:逐步过渡至正常饮食,保证食物营养丰富易消化、无刺激性,并注意饮食卫生。术前有食管胃底静脉曲张或出血的患者,更应注意避免粗糙、辛辣的食物。

4. 体位与活动(表 5-5)

表 5-5 体位与活动

时间	体位与活动
全麻清醒前	去枕平卧位,头偏向一侧
全麻清醒后手术当日	低半卧位或斜坡卧位(床头抬高 30°)
术后第 1~3 日	半卧位为主(床头抬高 45°),逐步增加床上主动运动
术后第 3~7 日	半卧位为主,可逐渐坐起
术后第 7~10 日起	床旁坐位直至搀扶下室内缓行

注:术后 1 周内变换体位不要过急,不宜采取全侧卧位,防止因肝脏与膈面未固定造成吻合血管扭曲。

【排斥反应的观察及护理】

1. 排斥反应的观察及处理(表 5-6)

表 5-6 排斥反应的观察及处理

常见并发症	临床表现	护理
超急性排斥反应	通常发生在移植 1 周内,甚至移植肝血管重建数分钟至数小时内 临床表现为移植后至 1 周内移植肝血流停止,功能丧失。病理学特征为坏死性脉管炎,管腔内广泛血栓形成。肝实质大片出血性坏死,汇管区及肝实质内粒细胞浸润	一旦超急性排斥发生,意味着移植失败,只能行再次肝移植
急性排斥反应	多发生在术后 1~2 周 主要表现为发热,精神萎靡,肝区疼痛 胆汁分泌量减少、变稀薄和颜色变淡 超声波检查提示肝体积迅速增大 血胆红素、肝酶学指标增高等	急性排斥反应确立后需立即调整免疫抑制剂方案,并做冲击治疗
慢性排斥反应	较少见,发生时间不定 临床特征不明显,主要为移植物功能障碍渐进性发展,最终移植物功能衰竭。肝穿组织病理学检查的主要改变为增生性动脉内膜炎,动脉管腔闭塞,胆管消失,也称“胆管消失排斥反应”	慢性排斥反应发生后免疫抑制剂治疗无效,再行肝移植是唯一可行的办法

2. 正确应用免疫抑制剂(表 5-7)

表 5-7 正确应用免疫抑制剂

药物名称	用法	主要副作用	注意事项
普乐可复	每天同一时间服用,若每天服 2 次,应间隔 12 小时 空腹服用。餐前 0.5～1 小时或餐后 2～3 小时服用	肾毒性 震颤 腹泻 高血压 高血糖	严格给药剂量、时间,监测血药浓度 指导患者低脂饮食,忌酒。进食脂肪性食物会影响药物的吸收,饮酒会加重不良反应
环孢素 A	每天同一时间服用,若每天服 2 次,应间隔 12 小时 CsA 为亲脂分子,与脂溶性食物同服可提高其生物利用度,可以用牛奶、巧克力牛奶或是橙汁稀释后服用;避免用柚子汁、梨汁或木瓜汁稀释	多毛症 震颤 肾功能损害 高血压 肝功能损害 齿龈增生 高胆固醇血症 高尿酸血症 高钾血症	严格给药剂量、时间,监测血药浓度 严密观察血压、尿量等,注意不良反应的发生 遵医嘱监测血液生化指标,观察患者肝肾功、血液电解质等的变化情况
酶酚酸酯	每天同一时间服用,若每天服 2 次,应间隔 12 小时 空腹服用。餐前 0.5～1 小时或餐后 2～3 小时服用	胃肠道反应 出血性胃炎 白细胞减少	严格给药剂量、时间 处在消化性溃疡的活动期、有严重腹泻、吸收障碍的患者应慎用 遵医嘱监测血象变化,注意观察骨髓抑制及有无血液系统病变的表现
皮质激素	早饭后服用最好,勿空腹	消化道溃疡 骨质疏松 高血压 高血糖 高脂血症	服药期间密切观察血压、血糖、血脂等 低盐、低糖、低钠、高蛋白饮食 长期服药期间禁用阿司匹林等损害胃黏膜的药物,一般预防性使用 H_2 受体阻断剂,以预防应激性溃疡或溃疡复发 停药时,须遵医嘱逐渐减量,以预防突然停药引起的反跳现象

3. 免疫抑制剂浓度监测(表 5-8)

表 5-8　免疫抑制剂浓度监测

药物名称	监测时间	血药浓度
普乐可复	术后 1～3 个月	6～8ng/ml
	3 个月后	2～6ng/ml
环孢素 A(C0)	术后 1～3 个月	100～150ng/ml
	3 个月后	60～100ng/ml

注:监测频率为 1～2 个月每周测定 2 次,3～4 个月内每周测定 1 次,5 个月以上不定期测定。

【并发症的处理及护理】

并发症的处理及护理见表 5-9。

表 5-9　并发症的处理及护理

常见并发症	临床表现	处理
肝脏原发性无功能	发热、黄疸、腹痛、极为激动或昏迷 胆汁分泌量减少而带有黏液性或暗棕色或白胆汁 尿量减少伴随血尿素氮和肌酐升高 凝血指标异常 转氨酶升高、其后下降,胆红素迅速上升	一旦发生唯一可行的办法是立即再次移植
腹腔内出血	多发生于术后 48 小时内 术后血浆管持续引流大量血性液体,伴有进行性腹胀、血细胞比容降低、脉搏增快、中心静脉压降低、尿量减少,重者血压下降,乃至失血性休克	积极补液、输血,同时积极寻找原因,必要时进行剖腹探查,手术止血
感染	多见于肺部、腹腔、尿道、切口以及各管道逆行感染	严密隔离,限制探视时间和人数 衣被、床单、病室、空气进行严格消毒

续表

常见并发症		临床表现	处理
			严格无菌操作 伤口、管道周围及时换药 观察口腔有无白斑、溃疡、霉菌感染，用制霉菌素或用口灵漱口液漱口 监测体温 合理使用抗生素，防治各种感染
胆道并发症	胆漏	腹痛、发热、白细胞升高及胆红素和 ALT 升高，胆汁引流量减少，伤口有黄色渗出	一旦发现胆漏，立即通知医生
	胆道狭窄	通常胆道狭窄是渐进过程，仅有轻微的异常改变，如无法解释的低热和虚弱、疲劳、轻微的腹部疼痛、深黄色或橙色尿、大便颜色变浅或陶土色样大便	一旦发现胆漏，立即通知医生
肝动脉血栓形成		慢性肝脏坏死和败血症 肝脓肿反复发作菌血症 胆道并发症：胆管炎、胆管狭窄、胆漏 少数无症状患者肝功能可能正常或轻度酶学增高	紧急动脉重建或再次肝移植
精神行为变化		反应迟钝、情绪波动明显、易激怒、极具有攻击性、意识不清、记忆力差、幻觉、抑郁、焦虑等	移植术后，患者可发生精神情绪改变，可能与免疫抑制药物治疗有关。通常这些症状会自行或在变更药物后逐渐减轻或消失。仔细观察患者情绪变化，及时发现心理问题并根据原因进行有针对性的心理护理

【健康宣教】

出院宣教见表 5-10。

表 5-10 出院宣教

饮食	适量、均衡，不需大补，避免过量蛋白质及脂肪的摄入勿过咸 多吃新鲜蔬菜、水果等富含维生素的食品，根茎类蔬菜须削皮并熟食，水果一定要洗、削皮 少食易致过敏的虾、蟹等贝壳类食物，避免饮酒，避免对肝脏有毒性的食物 每天喝 2 升水，有利于废物排泄，瓶装的矿泉水、茶、牛奶、果汁等都是有益的 饮食需加热消毒，避免吃变质过期的食物
活动与工作	适当的运动有助于机体的康复，参与一定的工作或社会活动，有助于患者维持良好的心理，增强对生活的信心。但应注意避免较大量的体力活动，避免与有毒物质接触，每天工作时间不要超过 8 小时，保证充足的睡眠
随访时间	移植术后第 1 个月，每周复查两次 移植术后第 2 个月，每周复查一次 移植术后第 3 个月，每两周复查一次 移植术后半年，每个月复查一次 移植术后 1 年，每 3 个月复查一次
随访内容	血常规、尿常规、肝肾功能、免疫抑制剂血液浓度、AFP、乙肝表面抗原、电解质、血脂、凝血功能等。必要时，需行 X 线胸片、移植肝脏超声检查、CT 检查

【特别关注】

1. 肝移植术后感染的问题　肝移植是终末期肝病最好的治疗手段，而移植术后各种感染一直是导致患者死亡最常见的原因之一。肝移植患者多为终末期肝病，全身情况很差，特别是因供肝短缺而较长时间等待致使患者常在很差的全身状态下承受肝移植手术，另外，由于肝移植手术的复杂性以及术后免疫抑制剂的应用成为肝移植术后易感染的主要原因。

严格的ICU管理，提高医护人员的感染防治意识，严密的保护性隔离，严格的无菌技术操作，加强呼吸道、口腔护理，尽早拔除不必要的管道，做好基础护理，及时发现并控制感染征兆，合理使用抗生素是预防和减少肝移植术后早期感染的重要措施。

2. 心理护理　由于免疫抑制剂的应用，患者可能出现精神、神经症状，表现为激惹、失眠、焦虑、妄想及被害妄想等。术后早期手术疼痛或体内留置各种导管，医务人员频繁的检查与治疗，会使患者不适及恐惧。肝移植后远期，多数患者敏感多虑，对自身出现的各种不适特别在意。对医护人员及他人的态度异常敏感，一些患者表现出明显的抑郁、焦虑。一些患者生活自理良好，但情感淡漠、工作能力下降，对周围环境缺乏兴趣，不愿与人交往。

护士在对患者进行耐心细致的护理与支持的同时，积极地进行有计划、有针对性的术后相关护理问题宣教及训练，指导患者掌握术后康复过程中的配合技巧和相关知识，以利于正确应对术后可能出现的问题等。帮助患者利用各方面支持减轻心理负担，鼓励其说出心中的忧虑，积极给予心理治疗与护理，为患者身心调整提供良好的家庭氛围，让家属及患者明确肝移植手术不仅是挽救患者生命，而是让他(她)们更好质量的生活。

3. 长期生存质量的提高　随着外科手术技术的改进，新型免疫抑制剂的不断问世与应用，以及移植术后并发症的处理和重症监护的进步，肝移植(liver transplantation，LT)已成为治疗终末期肝病的有效手段。大批肝移植术后长期存活人群的存在，使得以传统观念仅关注生命保存的评价指标，如移植手术成功率、移植受者生存时间和移植物生存率等来评价手术效果和治疗效果面临严重挑战。在新的医学模式下，评价指标要求体现人的生物、心理和社会属性，因此，具有更全面、更客观评价效果的健康相关生存质量研究被积极地运用于肝移植领域。目前，国内外关于肝移植受者生存质量的研究主要存在 2 个问题，一是绝大多数研究采用横断面调查，纵向测评的很少，因此对生存质量资料的多终点、多试点、主观性、隐含性、时变性等复杂特点难以把握；二是目前尚无肝移植受者生存质量研究的统一测量工具，所以各项研究所使用的不同测评工具使得同类研究间难以进行比较分析。今后，有关肝移植受者生存质量研究将更为广泛的开展，而多中心合作研究、多个时点的纵向研究，以及基于更深刻理解肝移植受者生存质量 HRQOL 含义与内容的研究设计，将有助于国内研究人员获得更为准确的研究结果。在这一领域所取得的研究成果，将能帮助研究者更好地理解肝移植受者的生存状况，为患者及其健康照护者提供信息和支持，并且帮助进行决策分析、采取适当的干预措施，提高肝移植受者生存质量。

【前沿进展】

1. 肝脏移植的基因治疗　基因治疗已成为目前在分子水平治疗疾病的手段，在基础与临床方面研究都取得了较大进展。移植中应用基因治疗有许多优越性，现阶段基因治疗应用于动物肝脏移植的实验研究已证明具有其可行性。基因治疗可以针对某个特异的移植器官，达到局部免疫抑制的效果，而且活体内基因转导可以产生持续的生物调控基因产物的长期表达。另外，基因治疗能在低温下进行，不影响离体肝的功能。但此疗法付诸临床还需做大量的工作，因为基因治疗本身尚有很多问题亟待解决。随着此技术的成功和完善，可能会发现一种更有效、安全，能长期表达的载体或转移技术，对器官移植排异反应机制的深入研究，将有利于对 MHC 及细胞因子网络的理解。人们期盼着基因治疗技术不断改进，使有效的基因转移手段在临床器官移植得到实际应用和发展。

2. 肝细胞移植　作为一个针对急、慢性肝病的治疗方案，随着高分子材料的运用、外科技术的提高以及免疫药物的进步得到了突飞猛进的发展，在临床上得到了广泛的运用并取得了满意疗效。在治疗肝功能衰竭上，国外学者应用肝细胞移植治疗暴发性肝功能衰竭患者和遗传性肝脏疾病（AAT 缺乏症等），取得了较好疗效。故肝细胞移植这种新兴的治疗方法，在急性肝功能衰竭及遗传性肝病方面疗效是值得肯定的。

虽然，肝细胞移植提高了许多患者的生活质量，但在长期的临床运用中也出现了不少严重的并发症和不足，例如免疫排斥反应、细胞移植的短时效应、移植肝细胞原发性无功能、移植肝细胞血管及胆管的生成等问题，有时还会出现肠穿孔、门静脉高压症等严重并发症，加之患者需要长期口服免疫抑制剂，从而可能引发淋巴细胞增生症、恶性肿瘤等疾病。因此，如何促使植入的肝细胞增殖、让其长期发挥功能，如何克服异体移植的免疫排斥反应、保证其有效性和安全性，如何做好移植肝细胞的监测等，仍将是肝细胞移植需要解决的问题。

3. 异种肝脏移植　肝移植已成为不可逆肝病，尤其是肝衰竭的主要治疗手段，但供体不足问题日益突出。为此，不少学者致力于异种肝移植的研究，以期作为供体不足的补充。异种肝移植还具有两大优点：一是可避免同种肝移植常见的肝炎病毒，如乙型肝炎病毒(HBV)及丙型肝炎病毒(HCV)再感染；二是异种肝较易进行基因转移等操作，从而可望成为肝靶向基因治疗的工具。然而，异种肝移植也存在如下限制：①作为异种肝，易引起免疫反应，导致异种肝组织/细胞的破坏；②异种肝在恢复/重建生理功能方面尚存在遗传学限制；③存在传播动物病原的潜在危险。

4. 肝癌肝移植术后延缓肿瘤复发的研究

(1) 索拉菲尼的临床研究：索拉菲尼作为第一个显著延长肝细胞癌患者生存时间的药物，2007 年 10 月起，先后在欧洲、美国、中国等国家和地区被批准用于治疗不能切除或远处转移的肝细胞癌；《2008 年 NCCN 指南》推荐索拉菲尼用于治疗晚期肝癌。目前，索拉菲尼已较广泛用于肝癌肝移植患者，临床效果满意。

(2) 槐耳颗粒的临床研究：肝癌患者行肝移植手术后，影响患者近期和远期的存活因素除了与其他肝移植一样要面临免疫排斥和感染两大难关以外，还面临肿瘤复发问题。移植术后为避免移植物被排斥而使用药物抑制机体免疫力，这与正常机体免疫力具有的肿瘤监测作用是一对矛盾。

槐耳颗粒是一种真菌类抗肿瘤新药，主要活性成分是多糖蛋白，该药不仅能抑制肿瘤细胞的生长，增强机体免疫力，还具有抑制由血管内皮生长因子（VEGF）诱导的血管内皮细胞增殖分化构建新生血管的作用。

多家移植中心在对肝癌肝移植术后应用槐耳颗粒的临床研究显示槐耳颗粒能提高生存率、增加无瘤生存时间、延缓肿瘤复发，并不提高免疫排斥反应的发生，治疗肝癌肝移植患者安全有效。

（3）胸腺素的应用：美国多中心临床研究发现，胸腺素联合TACE对延长肝癌患者生存期的优势进一步加强；国内也有研究提示，胸腺素联合TACE可显著改善肝癌患者免疫状态。基于上述研究，胸腺素已逐渐应用于肝癌肝移植患者。

5. 防止乙肝病毒复发再感染的临床研究　在国内乙肝相关性肝病是肝移植术的主要病因。但肝移植术后乙肝病毒并未从体内完全清除，尤其共价闭合环状DNA（cccDNA）仍然在肝外的组织、器官内长期存在并复制，使移植肝有乙肝再感染的可能。因此，乙肝相关性肝病肝移植术后如何有效的预防乙肝再感染就成为延长患者生存期的关键。在国外常应用核苷类似物，如拉米夫定联合静脉注射乙肝免疫球蛋白的方法预防术后乙肝再感染，并收到了良好的效果。国内众多学者也研究表明，小剂量HBIG与拉米夫定联合使用对乙肝相关终末期肝病肝移植术后乙肝复发有良好的效果。有研究报道复发率为9%，且多半与术前长期使用抗病毒药物，出现病毒变异，以及术后自行停药有关。

【知识拓展】

肝脏再生的传说

在希腊神话中，人类是普罗米修斯（Prometheus）创造的。普罗米修斯还花费了很多时间和精力创造了火，并将之赠予人类（图5-12～图5-15）。

宙斯为此大发雷霆，他令其他的山神把普罗米修斯用锁链缚在高加索山脉的一块岩石上。此外，还派一只神鹰每天去啄食普罗米修斯的肝脏，但被吃掉的肝脏随即又会长出来。尽管如此，普罗米修斯还是没有屈服。就这样，日复一日，年复一年，他一直忍受着这难以描述的痛苦和折磨，直至一位名叫海格力斯（Heraclus）的英雄将他解救出来为止。

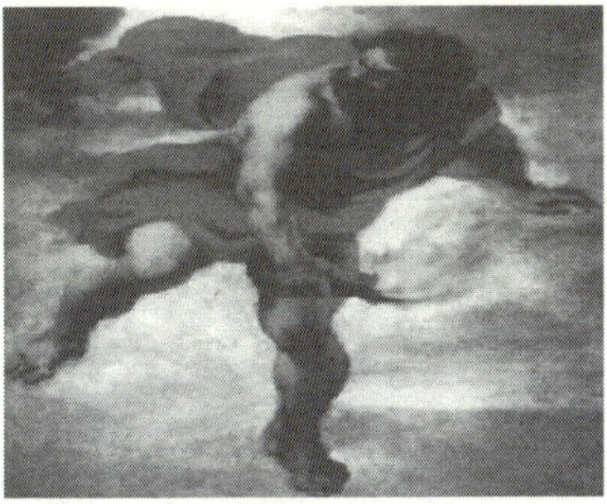

图 5-12　普罗米修斯创造火种

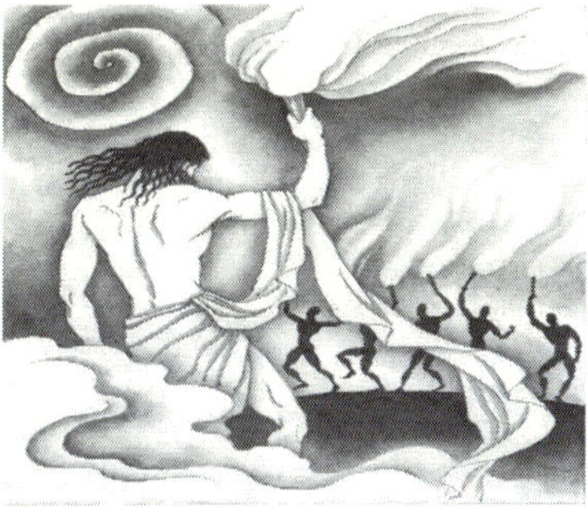

图 5-13　普罗米修斯赠予人类火种

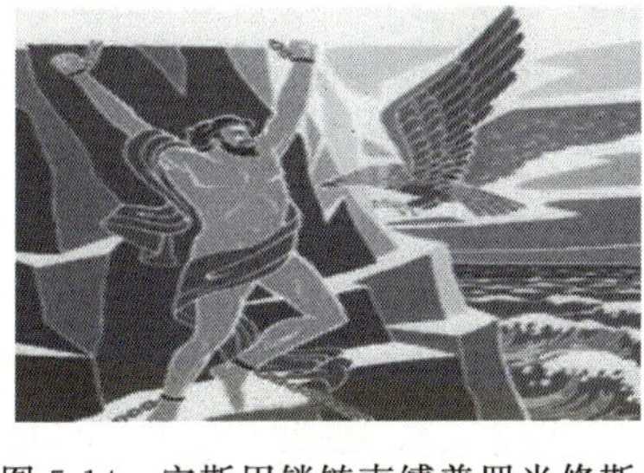

图 5-14　宙斯用锁链束缚普罗米修斯，神鹰啄食普罗米修斯的肝脏

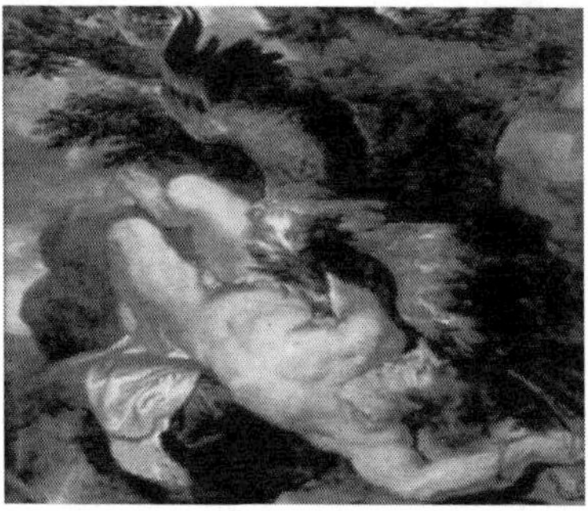

图 5-15　普罗米修斯的肝脏再生

（罗艳丽　杨小玲　罗羽鸥）

第六章　造血干细胞移植患者的护理

【概述】

造血干细胞移植(hematopoietic stem cell transplantation, HSCT)是指对患者进行全身照射、化疗和免疫抑制预处理后，清除受体内的肿瘤细胞、异常克隆细胞，阻断其发病机制，然后将正常供体或自体的造血细胞(hematopoietic cell, HC)经静脉血管输注给患者，使之重建正常的造血和免疫功能。HC包括造血干细胞(hematopoietic stem cell, HSC)和祖细胞(progenitor)。HSC具有增殖、分化为各系成熟血细胞的功能和自我更新能力，从而实现造血功能和免疫功能的重建。

【适应证】

1. 异基因造血干细胞移植适应证

(1) 慢性白血病。

(2) 急性白血病。

(3) 恶性淋巴瘤。

(4) 重型再生障碍性贫血。

(5) 骨髓异常增生综合征。

(6) 多发性骨髓瘤。

(7) 遗传性骨髓衰竭综合征。

(8) 儿童严重的联合免疫缺陷。

(9) 急性放射病。

(10) 对化放疗敏感的实体瘤。

2. 自体造血干细胞移植适应证

(1) 急性白血病。

(2) 恶性淋巴瘤。

(3) 对化放疗敏感的实体瘤。

(4) 自身免疫性疾病。

【禁忌证】

1. 65 岁以上(非清髓性可放宽至 65～70 岁)。

2. 有严重心、肝、肾、肺等重要脏器功能损害者。

3. 有严重精神障碍者。

【造血干细胞移植方法】

1. 根据造血干细胞来源的分类

(1) 外周血造血干细胞移植。

(2) 骨髓移植。

(3) 脐血造血干细胞移植。

2. 根据免疫遗传学分类

(1) 同基因造血干细胞移植。

(2) 异基因造血干细胞移植。

(3) 自体造血干细胞移植。

3. 根据供、受者的血缘关系分类

(1) 血缘性造血干细胞移植。

(2) 非血缘性造血干细胞移植。

【移植前准备】

1. 供者准备

(1) 人白细胞抗原(HLA)配型。

(2) 全面体格检查。

(3) 造血干细胞的采集和保存:外周血造血干细胞 $CD34^+$ 细胞不应低于 2.5×10^6/kg 体重,骨髓有核细胞 $(0.5\sim5.0)\times10^8$/kg 体重,脐带血有核细胞 2×10^7/kg 体重。

2. 受者准备

(1) 异体移植需要做人白细胞抗原(HLA)配型。

(2) 全面体格检查。

(3) 预防感染的处理。

(4) 心理准备。

(5) 自体造血干细胞移植患者自体造血干细胞的采集和保存。

(6) 肠道准备:患者入室前 3 天口服肠道不吸收抗生素,入室前 1 天 25％甘露醇导泻，入室当天清洁洗澡后，更换无菌衣物进入层流室。

3. 移植环境准备

(1) 100 级空气层流洁净病室彻底清洁后，开风机通风 72 小时，做空气及物体表面细菌培养，合格后方可收治患者。

(2) 物品准备：备好消毒好的枕头、被芯、床褥、床单、被罩及患者所需用物。

(3) 医疗物品：血压计、听诊器、止血带、电子体重计等以过氧乙酸喷雾消毒，密闭 24 小时，做物体表面细菌培养，合格后方可应用。

【主要护理问题】

1. 知识缺乏　与不了解造血干细胞移植的程序、并发症及移植前后的护理有关。

2. 自理能力缺陷　与大剂量的放化疗后的副作用、严重并发症、居住层流病室活动受限有关。

3. 排便异常——腹泻　与放化疗副作用、抗生素的应用、感染及肠道移植物抗宿主病有关。

4. 口腔黏膜完整性受损　与放化疗副作用、病毒感染、移植物抗宿主病、对口腔护理的重要性缺乏了解有关。

5. 有皮肤完整性受损的危险　与移植后并发症有关。

6. 排尿异常——血尿　与大剂量使用环磷酰胺、移植物抗宿主病、病毒等因素相关出血性膀胱炎有关。

7. 潜在并发症　出血、感染。

8. 营养失调——低于机体需要量　与放化疗副作用、肠道移植物抗宿主病、感染发热导致机体代谢增加有关。

9. 缺乏娱乐活动　与骨髓抑制时无菌层流室居住时间长、空间小、娱乐方式少有关。

【护理目标】

1. 患者/家属能正确理解骨髓移植的流程、可能发生的并发症及移植后相关护理要点。

2. 患者在保护性隔离期间，能参与自我护理，日常生活照顾得到满足。

3. 患者肛周皮肤完整，排便次数减少，形态恢复正常。

4. 患者能坚持正确漱口，能复述口腔护理的重要性，保持口腔黏膜完整。

5. 患者能早期发现并报告皮肤损伤的症状，及时做好皮肤清洁，避免感染。

6. 患者出血的危险减小。

7. 患者感染的危险减小。

8. 患者维持正常的排泄形态和稳定的体重。

9. 患者能接受现有的娱乐活动。

【护理措施】

1. 心理护理

(1) 入住层流室前，可带患者参观层流室(图 6-1)，提供造血干细胞移植的相关信息，介绍成功病例，增强对移植成功的信念。Why：为什么要选择移植治疗？How：充分了解移植的流程是怎样的？When：什么时间进行移植？What：移植的效果如何？

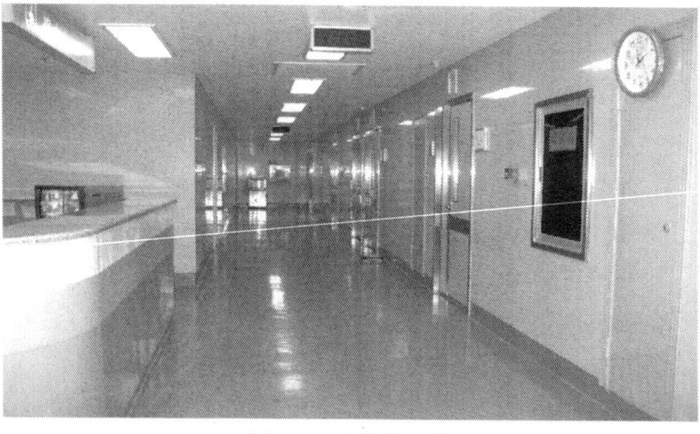

图 6-1 层流病房

(2) 在病房内准备一些必要的生活必需品，以利于患者保持正常生活规律。

(3) 客观地向患者介绍移植过程中可能出现的不适、移植相关的并发症，使其能以最佳的心态接受治疗和护理。

(4) 嘱家属、亲友给予支持和鼓励，建立良好的社会支持系统。

（5）理解、关心、支持患者，注意其心理及情绪的变化，予以及时疏导消除或缓解其紧张、焦虑、悲观等情绪反应。

（6）陪伴在患者身边，创造宁静的治疗环境，注意倾听患者的主诉，消除其孤独感，予以患者有力的心理支持。

（7）密切医患关系，客观回答患者的提问。

2. 移植的常规护理

（1）签署手术同意书：移植前，患者及家属在知情前提下签署移植手术同意书。

（2）五官给药。

（3）进食消毒饮食。

（4）预处理期间化疗护理常规。

1）指导患者多休息，以减少消耗。

2）鼓励患者进食，保证营养摄入。食物以清淡、易消化、无刺激为宜。多饮水，每日2000～3000ml。必要时给予静脉营养支持。

3）病室保持整洁，空气流通，定时进行空气消毒，减少流动人员。

4）加强皮肤、口鼻及会阴部的清洁，便后坐盆。

5）指导患者监测体温，及早发现感染征兆。

6）遵医嘱监测血象及肝肾功能变化。

7）严密观察患者皮肤黏膜有无出血表现。

8）化疗前，患者在知情前提下签署化疗同意书；使用静脉化疗时，选择好合适的静脉及方式如留置针穿刺或PICC置管等；尽可能避免药物渗漏到皮下，特别是长春碱类及蒽环类强刺激性化疗药。一旦发生渗漏，应及时恰当处理。

9）注意药物的不良反应，及时处理（表6-1）。

表6-1　化疗药的不良反应及处理

不良反应	临床表现	主要代表化疗药	处理
消化系统不良反应	食欲减退、恶心、呕吐，腹痛、腹泻、便秘	多柔比星、柔红霉素、阿糖胞苷、足叶乙甙、环磷酰胺、达卡巴嗪、米托蒽醌、长春新碱等	化疗前遵医嘱予止吐药，必要时予补液支持治疗

续表

不良反应	临床表现	主要代表化疗药	处理
造血系统不良反应	白细胞尤其是中性粒细胞减少，血小板减少，红细胞减少，并发感染、出血、贫血等	化疗药大多都有，其中较明显的有蒽环类化疗药，环磷酰胺、足叶乙苷、甲氨蝶呤等	化疗前后监测血象变化，必要时给予集落刺激因子。预防感染、出血等
泌尿系统不良反应	肾实质损坏，泌尿道刺激反应，出血性膀胱炎	顺铂、甲氨蝶呤、环磷酰胺等	以预防为主。注意水化及碱化尿液，应用解救剂。监测肾功能
肝脏毒性反应	肝细胞功能障碍、静脉阻塞性肝病、慢性肝纤维化。表现为转氨酶升高、肝肿大、腹水等	化疗药大多都有，以甲氨蝶呤、阿糖胞苷、足叶乙苷、长春新碱、门冬酰胺酶、达卡巴嗪等为甚	监测肝功能，必要时予保肝药
心脏毒性反应	急性毒性：用药后数小时或数天后发生，窦性心动过速、心律失常、传导阻滞、ST段下移；慢性毒性：数月或数年后出现，以充血性心肌病为主要表现，心动过速、心律失常、呼吸困难、心脏扩大	蒽环类化疗药致心脏毒性作用最为突出，其他还有顺铂、环磷酰胺、博莱霉素、长春植物碱类等	化疗前后及化疗期间注意监测心功能的变化，如心电图、心脏生化指标等

续表

不良反应	临床表现	主要代表化疗药	处理
肺毒性反应	间质性肺炎和肺纤维化。常见症状为：干咳、呼吸困难、疲乏不适等，重则气紧、发绀	博莱霉素、白消胺、甲氨蝶呤、环磷酰胺、阿糖胞苷等	对于化疗药的肺毒性，目前尚缺乏肯定有效的治疗手段。对已出现者，立即停药，予对症处理
神经系统毒性反应	感觉异常、感觉障碍、神经反射减弱或消失、肌无力、肠麻痹、尿潴留，嗜睡、谵妄、视觉障碍、面瘫等	长春新碱、甲氨蝶呤、环磷酰胺、阿糖胞苷、顺铂等	维生素B族对症治疗及中医中药治疗。预防重度神经毒性的发生
血管外渗(漏)性皮肤损伤	局部疼痛、肿胀、静脉炎，重则皮肤水疱、溃疡、皮下组织坏死，甚至功能障碍	以长春碱类及蒽环类化疗药等最为严重(坏死性)；其次为顺铂、环磷酰胺、足叶乙苷、米托蒽醌等(炎症性)	及时发现，及时处理：停止输注化疗药，保留通道，以0.9%氯化钠溶液冲洗，局部予冷敷或冰敷12小时，必要时予封闭治疗。严密观察
其他	口腔炎、脱发、色素沉着、过敏反应、性功能障碍、致癌作用等		

3. 放疗的护理

(1) 用消毒床单包裹患者，戴消毒口罩帽子后，送患者到放射治疗室进行放射治疗。

(2) 放疗结束后，返回病房，沐浴、更衣后进入层流间。

(3) 放疗护理常规

1) 治疗前清洁皮肤，去除皮肤上的油脂及覆盖物；着宽松棉质内衣。

2) 放疗期间给予清洁易消化饮食，少食多餐。

3) 放疗反应的护理（表 6-2）。

表 6-2 放疗反应的护理

放疗反应	表现	处理
全身反应	全身无力、头昏、厌食、恶心呕吐	指导患者在照射前 1 小时勿进食，照射后静卧半小时，多饮水，每日 2000～3000ml。必要时给予止吐剂
骨髓抑制	白细胞、红细胞、血小板减少	每周查血象 2～3 次，及时遵医嘱处理
皮肤反应	Ⅰ度：皮肤红斑、烧灼感、刺痒感、脱屑	皮肤避免接触酒精、肥皂；注意保护皮肤，避免日光直接照射；局部可涂抹婴儿护肤品或用新鲜芦荟破开后外敷；皮肤有脱屑时不可用手撕剥
	Ⅱ度：皮肤充血、水肿、水泡形成并有渗出物	保持局部清洁，预防感染，充分暴露
	Ⅲ度：溃疡形成或坏死，难以愈合	定时换药(可用去腐生肌的新型敷料)，预防感染

4. 移植术中护理

(1) 骨髓采集术的护理

1) 采髓前 1 天入院：做好入院宣教，术前 12 小时禁食、禁饮。

2) 手术当日将手表、手饰等贵重物品交家属保管，有专人接送到手术间。

3) 全麻下进行骨髓采集(图 6-2、图 6-3)，采髓手术后的护理流程(图 6-4)。

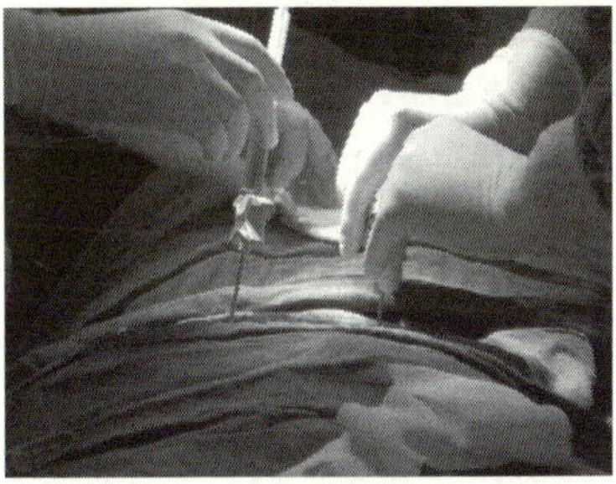

图 6-2　骨髓采集

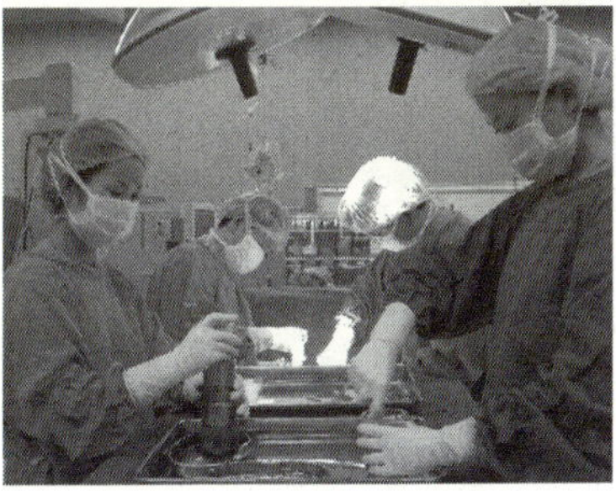

图 6-3　骨髓过滤

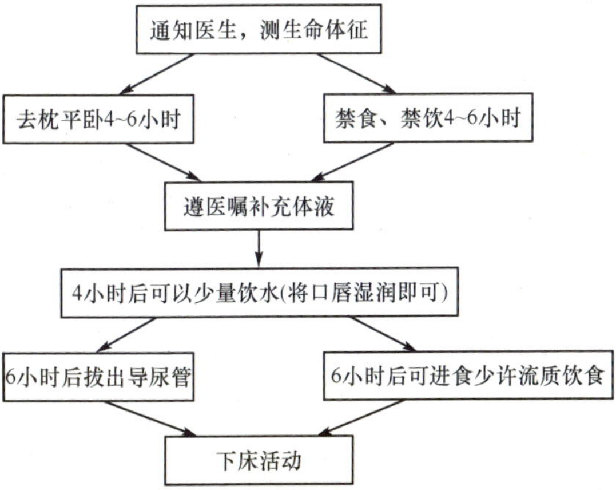

图 6-4　采髓手术后护理流程

4）术后第2天采髓部位换药。注意保持手术伤口干燥。

5）采髓后的注意事项：适当补充高蛋白、高维生素、易消化食物。注意休息，劳逸结合。如有不适及时就诊。

（2）外周造血干细胞采集的护理

1）饮食：早餐应吃好吃饱，少吃流质。

2）采集前注射细胞生长因子。

3）专人护送到采集治疗室。

4）专人负责采集：注意选择合适静脉通路，保证细胞分离机的正常运行。采集过程中注意观察不良反应，发现问题及时正确处理，确保完成采集（图6-5）。

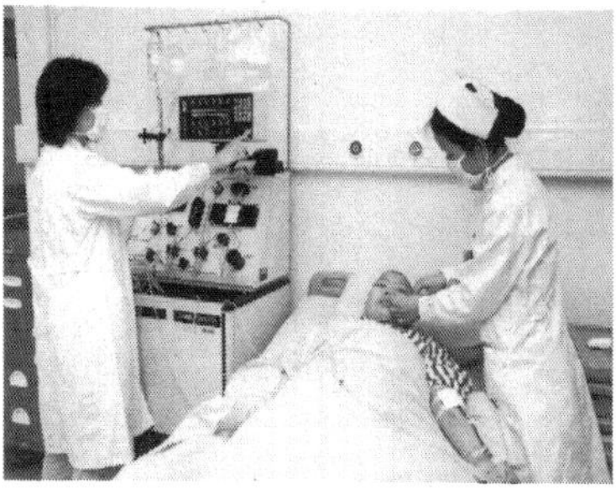

图6-5　外周造血干细胞采集

5）采集后的护理：卧床休息30分钟，穿刺部位保持干燥，24小时不接触水；1周内注意休息，劳逸结合。

5. 造血干细胞回输的护理

（1）输注造血干细胞前：遵医嘱给予地塞米松5mg静脉注射，以减少输注反应。

（2）异基因造血干细胞在采集后当日经中心/深静脉插管快速静脉滴注。

（3）床旁监护，注意有无过敏、溶血反应等。

（4）骨髓中的脂肪颗粒可以引起肺栓塞，所以骨髓血干细胞回输前应将装有骨髓血的采集瓶倒置30分钟，使骨髓中脂肪浮于上层，每袋骨髓液输至最后5ml时弃去，以防肺栓塞（图6-6）。

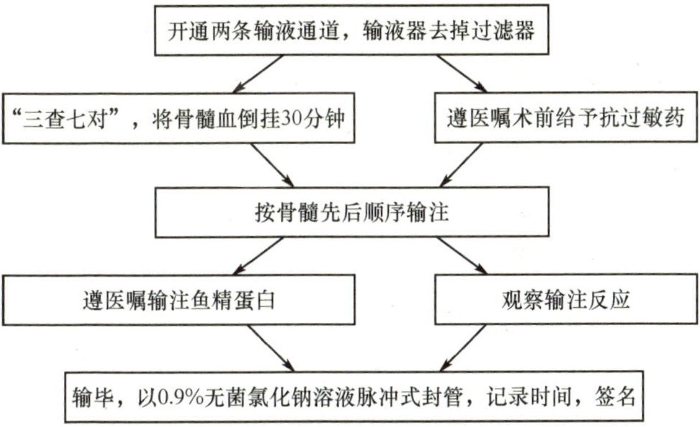

图 6-6 骨髓干细胞回输流程

（5）自体干细胞或脐血干细胞复温后回输，注意冻存保护剂二甲基亚砜(DMSO)毒性可能引起恶心、呕吐、头痛、血压升高。

（6）外周造血干细胞输注（图 6-7、图 6-8）。

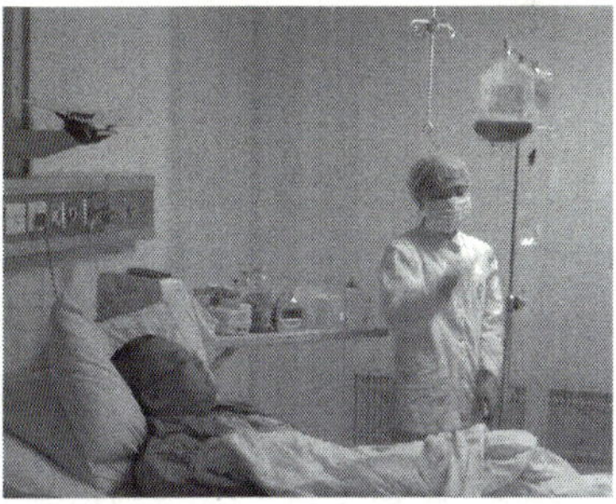

图 6-7 造血干细胞回输

【并发症的观察及护理】

1. 感染的防护

（1）预防早期感染，特别要注意检查有无慢性和潜在的感染病灶，发现后应该积极治疗，彻底清除。

（2）进食高蛋白、高维生素、营养丰富的消毒饮食。

（3）所有口服药片必须经紫外线消毒，两面各照 30min。

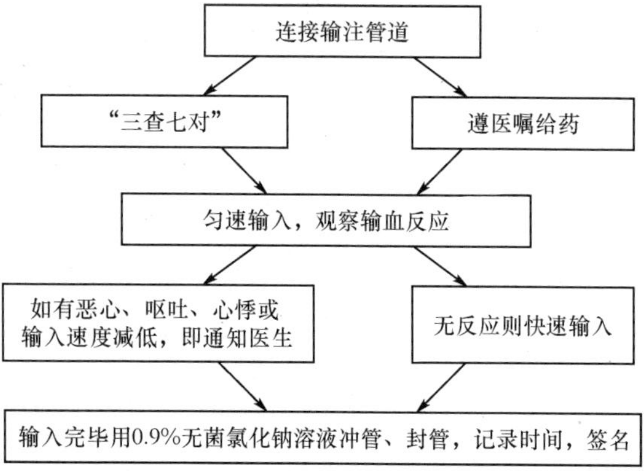

图 6-8　外周血造血干细胞输注流程

(4) 抗生素使用时间严格按照医嘱。

(5) 严格无菌技术操作。

2. 间质性肺炎的护理　间质性肺炎(interstitial pneumonia, IP)是造血干细胞移植后的一种常见而严重并发症，约半数患者无感染依据。多数定义为"特发性肺炎综合征"，部分与病毒(如CMV)等相关。

IP患者初始阶段均有发热、干咳等轻度感冒症状，继而出现胸闷气促、呼吸困难、胸痛，重者有明显的呼吸窘迫症状；肺部X线胸片显示均有不同程度的间质性病变，呈毛玻璃样改变；肺功能检查示限制性通气功能障碍、肺弥散功能下降；动脉血气分析示低氧血症。

(1) 保持室内空气新鲜，定时通风，注意保暖，少开空调。

(2) 严密观察水、电解质及酸碱平衡状况。

(3) 予以舒适体位。

(4) 氧疗护理，防治低氧血症，严重患者需要机械通气支持。

(5) 保持呼吸道通畅，指导患者有效排痰。

(6) 保证充分休息，减少耗氧量。

(7) 适当活动，以增加肺活量。

(8) 用药护理：病毒相关者，使用抗病毒药物更昔洛韦或膦甲酸钠，应准确、及时，治疗期间指导每天饮水量 2000ml 以上，补液量 2500ml 以上。

3. 肝静脉闭塞病（hepatic veno-occlusive disease，HVOD）的护理　造血干细胞移植患者由于在预处理阶段接受了大剂量的化疗或放疗，较容易发生肝静脉闭塞病（HVOD），其多在移植后 30 天以内发生，尤其是 6～20 天。

（1）观察及判断病情：造血干细胞移植后每天密切观察患者皮肤及巩膜是否黄染、肝脾是否肿大以及腹部体征等；每天定时测体重；每周查肝肾功能 2～3 次。如果有以下 3 条件之 2 项且除其他原因引起的肝损者，则判断为 HVOD：① 肝肿大或肝区及上腹疼痛；②黄疸、血清总胆红素在 34.2μmol/L 以上；③发生腹水或不明原因体重增加基础值的 2%以上。

（2）HVOD 患者腹水的护理：采取舒适的半卧位，每天清晨测量腹围和体重，每天准确记录液体出入量，观察尿的颜色，监测尿的比重。

（3）预防皮肤感染，防止受压部皮肤破损。

（4）饮食护理：给予低盐或无盐饮食，腹水严重者应限制每日的食物、饮水摄入量。血氨偏高或伴有脑病的患者应限制蛋白质的量或禁食蛋白质。

（5）HVOD 伴脑病的护理：注意观察患者有无性格行为特征以及睡眠习惯的改变，若有，则提示有脑病先兆。

4. 出血性膀胱炎的护理　造血干细胞移植（hematopoietic stem cell transplantation，HSCT）后合并出血性膀胱炎（hemorrhagic cystitis，HC）十分常见，临床表现多样，从镜下血尿、肉眼血尿，到合并血凝块，甚至引起肾功能衰竭和导致死亡。

（1）观察尿量、尿色，准确记录出入量。

（2）遵医嘱输入环磷酰胺解毒药。

（3）水化治疗：鼓励患者多饮水、24 小时匀速补液。

（4）碱化尿液：遵医嘱输入碳酸氢钠，保护膀胱黏膜。

（5）遵医嘱留置导尿：按留置尿管护理常规进行护理。

5. 移植物抗宿主病（graft-versus-host disease，GVHD）的护理　移植物抗宿主病是异基因造血干细胞移植术后最严重的并发症,由供体T细胞攻击受者同种异型抗原所致。

(1) 皮肤GVHD的观察护理:皮肤表现通常是急性GVHD最常出现的症状,应每日查看患者手掌(特别是大小鱼际)、耳后、面部、颈部、脚心皮肤有无皮疹,准确记录皮疹范围及颜色的变化。禁忌冷、热敷,严重的表皮剥脱,可采取暴露疗法。

(2) 肠道GVHD的观察护理:肠道症状是急性GVHD的主要症状,常在皮肤症状之后出现。应密切观察患者腹痛、腹泻情况,正确记录腹泻的次数、大便的性质、颜色,加强肛周护理,腹泻量大于每日20～30ml/kg时禁食、禁饮,行胃肠减压,静脉给予高营养液,补充能量。

(3) 肝脏GVHD的观察护理:肝脏的急性GVHD表现一般最后出现,临床上主要表现为肝功能异常,巩膜、皮肤黄染,指征为胆红素、谷丙转氨酶、碱性磷酸酶增高,其中胆红素为主要评价项目。

(4) 口腔黏膜GVHD的观察护理:每天评估患者口腔溃疡的程度,口腔和腭部的白条纹状改变,是否有口腔黏膜红斑、进行性溃疡等。加强口腔护理,保持口腔清洁,漱口液中可加入表面麻醉剂以减轻患者的疼痛。

【健康指导】

健康指导见表6-3。

表6-3 健康指导

休息与活动指导	指导患者适当做一些简单活动,并保持健康积极向上的心态
	随着疾病的恢复,可以适当进行体育锻炼,并逐渐增加活动量
	HSCT后1～2年内不宜从事重体力劳动
	保证足够睡眠,充分休息
饮食指导	饮食原则上应以清淡、营养,易消化为主
	患者食欲好转后,提供高热量、富含维生素食物
	限制辛辣、刺激性强、坚硬食物
	多饮水,每日饮水量应大于2000ml
	饮食需经微波炉消毒

续表

服药指导	遵医嘱坚持用药 讲解药物的剂量、用法及用药后可能出现的不良反应等 讲解合理用药的目的 定期检测药物浓度
预防感染	减少探视人员，患者少去公共场所，避免接触易感人群 避免接触家畜和动物的分泌物 指导家属如何保持房间清洁，床上用品定时清洗、晾晒 养成勤洗手的习惯，注意个人卫生，保持皮肤清洁，注意保暖，避免着凉 注意口腔、肛周、会阴部的清洁卫生
预防出血	勿过力活动 避免牙签剔牙，注意物品的清洁消毒 勿食过硬、带刺食物 保持大便通畅
指导患者观察病情	指导患者了解血常规的正常值，应遵医嘱查血常规，每周1～2次，直至血象恢复正常 指导患者识别感染的症状与体征，如有无咳嗽、咳痰，有无发热 指导患者观察皮肤的变化，皮肤有无黄染、出血点、皮疹出现 有无腹痛、腹泻出现 大小便的颜色是否正常
就诊指导	定期复查，如出现咳嗽、发热、腹泻、皮疹等不适时及时就诊

【特别关注】

1. 层流病房护理常规。
2. 感染的护理。
3. 术后并发症的早期观察及处理。

【前沿进展】

1. 造血干细胞来源增加　随着移植技术的提高，采用人白细胞抗原(HLA)-A、B、C、DRB1高分辨配型相合的无关供者HSCT，其成功率接近同胞相合的HSCT。跨越HLA不合免疫屏障技术的成熟，高危患者接受配型不同的单体型造血干细胞移植的疗效得到改善。脐血移植(UCBT)与非血缘关系配型相合供体(MUD)骨髓移植的比较结果，显示移植物抗宿主病(GVHD)的发生率低，中性粒细胞植入明显延迟，但二组术后移植相关死亡率(TRM)、复发率、慢性移植物抗宿主病(cGVHD)发生率、无白血病生存期无差别。已发现成人脐带血移植所需细胞数最少为2.5×10^7/kg或3×10^7/kg，双份脐带血移植前景值得关注。

2. 造血干细胞移植预处理方案的进展　纵观世界造血干细胞移植历史，预处理方案经历了由弱到强，再由强到略弱的过程。非清髓性移植仍是研究热点，目前认为，非清髓的本质与常规移植无区别，仅在预处理强度、术后GVHD、复发、免疫重建及移植参数的动力学变化规律上有一定差异。虽然其低血液学毒性降低了移植后的非复发死亡率，扩大了异基因干细胞移植的对象，使异基因造血干细胞移植的年龄上限可以考虑扩大到65岁，但同时减低预处理强度和术后免疫抑制剂的使用，会导致肿瘤复发和术后高感染死亡率，影响了其相对的优势。未来非清髓性移植结合生物或分子靶向及免疫细胞治疗可能会对一部分病例发挥独特疗效。

3. GVHD的诊断、预防和治疗进展　在诊断方面，目前认为，急性GVHD(aGVHD)和慢性GVHD(cGVHD)的划分不再单纯以移植后100天来界定，而是根据GVHD临床及病理表现来区分。探索用不同生物学标志物预测和鉴别GVHD，以及筛选GVHD发生的低危供者。在治疗方面，新的免疫抑制剂如他克莫司、霉酚酸酯、西罗莫司、抗CD25单抗、ATG被用于GVHD预防及治疗获得满意效果。近年发现，单用大剂量环磷酰胺可有效预防急慢性GVHD。鉴于IL-2、IFN-γ及TNF-α等促炎症细胞因子在GVHD发病中发挥重要作用，针对细胞因子的靶向治疗研究方兴未艾。通过使用抗人 IL-2 受体 a 链、抗人 TNF-α 的单克隆抗体，中和或抑制 IL-2 和 TNF-α，阻断促炎症细胞因子网络，治疗有效率显著提高。

4. 移植晚期并发症得到广泛重视　许多晚期并发症是由于预处理毒性、慢性 GVHD(cGVHD)及其相关治疗、感染等多种因素所致的。常见如晚期肺脏非感染性并发症(包括闭塞性细支气管炎、闭塞性细支气管炎伴机化性肺炎和特发性肺炎综合征)、蒽环类药物累积使用和全身照射(TBI)密切相关的晚期心血管并发症、肾脏并发症(与环孢素/他克莫司等药物相关肾损害，表现为肾病综合征的 cGVHD)、第二肿瘤。人们意识到要兼顾和重视患者的长期生存率和生存质量。

【知识拓展】

HLA 配型与中华骨髓库

HLA(human leukocyte antigen ，人类白细胞抗原)系统是目前所知人体最复杂的多态系统。HLA 是具有高度多态性的同种异体抗原，其化学本质为一类糖蛋白，由一条 α 重链和一条 β 轻链非共价结合而成。HLA 受控于称作人类主要组织相容性复合体(MHC)的基因簇。MHC 定位于第 6 染色体短臂上。HLA 按其分布和功能分为Ⅰ类抗原和 Ⅱ类抗原。HALⅠ类抗原的特异性取决于α 重链，由 HLA-A、B、C 位点编码；其 β 轻链是 β2-微球蛋白，编码基因在第 15 染色体。HLAⅡ类抗原受控于 HLA-D 区(包含 5 个亚区)，由其中的 A 基因和 B 基因分别为 α 重链和 β 轻链编码，抗原多态性取决于 β 轻链。以上各基因(名称为 WHO 命名委员会 1975 年修订)均系多态性位点(复等位)，且共显性。功能的实质在于“识别自我”。故此，HLA 又称组织相容性抗原。骨髓移植成败的关键之一是 HLA 配型问题，如果骨髓供者与患者(受者)的 HLA 不同，便会发生严重的排斥反应，甚至危及患者的生命。保守地估计，MHC 至少存在 17×10^7 个基因型，如不同遗传排列随机组合，按理论推算能组合 33 亿多种 HLA 分型。MHC 是作为一个单位孟德尔式传递的。因此，同胞之间可有 HLA 相同、半相同和不同 3 种情况。理论推算的 HLA 分型数量巨大，但对一个具体的民族来说并非如此。如黄种人的某些 HLA 抗原，白人和黑人是没有的，白人、黑人所独有的 HLA 抗原，中国人也没有。同时，HLA 各遗传的基因，并非随机搭配，而是有一定规律。因为上述原因，实际的 HLA 分型数量就大大减少。现有技术条件下，造血干细胞移植成功的前提是患者与供者 HLA 分型必须尽量吻合。同基因（同卵双生兄弟姐妹）相合概率为 100%，异基因血缘关系（兄弟姐妹）相合概率为 1/4；非血缘关系的相合概率为 1/100000 到 1/400。HLA 分型有常见、少见、罕见之分，常见的 HLA 分型，在 300～500 人中就可以找到相同者，少见的 HLA 分型可能是万分之一的几率，而罕见的就要到几万甚至几十万的人群中寻找。不同人种的 HLA 分型有很大的差异，世界各国纷纷建立自己的骨髓库（骨髓捐献者 HLA 数据检索中心）来满足本民族患者的需要。

据了解，有 2.5 亿人口的美国，现库存捐献者资料已达 406 万，每年有 60%的患者可以从资料库中找到 HLA 配型相合的捐献者并进行临床移植。欧美国家已通过国际间的相互检索来帮助患者查找供者。台湾慈济骨髓捐献者检索中心共有登记捐献者 23 万人，至今已有上百例台湾同胞的造血干细胞移植到大陆患者体内，挽救了这些患者的生命，体现了两岸同胞血浓于水的骨肉亲情。中国造血干细胞捐献者资料库其前身是 1992 年经卫生部批准建立的“中国非血缘关系骨髓移植供者资料检索库”。2001 年，中国红十字会重新启动了建设资料库的工作。统一管理和规范开展志愿捐献者的宣传、组织、动员、志愿者 HLA 分型，为患者检索配型相合的志愿者，为临床移植治疗提供相关服务等工作。截至 2007 年 5 月，全国建立了 31 个省级分库，认定了 25 个 HLA 组织配型实验室和 3 个质量控制实验室。截至 2010 年 5 月 31 日，中华骨髓库库容总计 1130566 人，捐献造血干细胞人数总计 1662 例，患者申请查询人数总计 16659 人。

（鲁建春　管利君　张川莉　王　晖）

第七章　心脏移植患者的护理

【心脏移植概述】

心脏移植(heart transplantation)是将供者的心脏植入到受者胸腔或其他部位,部分或完全代替受者的心脏功能,以维持受者的循环功能的稳定,达到改善受者生活质量,延长生命的目的。心脏移植常常是同种移植,包括原位移植、异位心脏移植等,还有心肺移植以及肝脏联合移植的记录。

人们对于心脏移植的构想可追溯到我国周朝末年的传说,名医扁鹊对两人进行心脏互换。心脏移植自 1905 年法国医师 Carrel 首次进行了心脏移植的动物实验。虽然术后只存活了 2 小时。但他的工作成就为以后心脏移植在人体成功开辟了通路。因此,该医生在 1912 年获得了诺贝尔医学和生理学奖。以后,世界各国的专家们进行了大量的动物实验,包括基础研究、排斥反应的研究、药物的研究等。

1967 年 12 月 4 日,南非的医生 Barnard 成功实施了第一例人类异体心脏移植手术(图 7-1)。虽然患者术后因为肺部感染仅存活 18 天。但这次移植引起了全世界其他中心的兴趣,掀起了心脏移植的热潮。但因为对移植中许多问题认识不足,术后死亡率很高,到 1971 年底,心脏移植的热情迅速降低,只有美国斯坦福大学等少数机构仍坚持心脏移植的研究,并且对抗排斥反应的治疗及监测方面做出了突出贡献。直到 20 世纪 80 年代环孢素 A 的问世,心脏移植术后的排斥反应才得到了有效的控制,心脏移植才得以在全世界范围内广泛的开展。1987 年,美国卫生及社会服务部正式宣布心脏移植是临床治疗终末期心脏病的唯一有效手段。根据心脏移植协会的统计,至 1999 年,已有 304 个移植单位完成了 48541 例心脏移植,并且总例数以每年 3000 例的速度递增。

我国的心脏移植起步较晚,自 1978 年在上海首例移植成

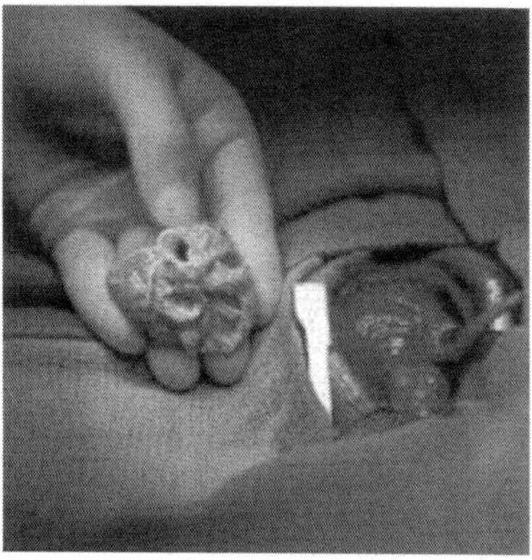

图 7-1　1967 年，首例人类异体的肝移植

左边的小心脏是被替换下来的心脏，右边是已经移植到位的正常大小的心脏。接受手术的是一个 2 个月大的婴儿

功。这也是亚洲第 1 例原位心脏移植，但比国外相对晚了 10 多年。限于当时的条件，患者于术后 109 天发生排斥反应，死于肺部感染。目前，我国的各省均由卫生部根据当地医院的水平指定了 1～2 家医院开展。至今，我国的心脏移植的开展离世界先进水平还有一段距离。

【心脏的解剖】

心脏(图 7-2～图 7-4)位于纵隔内，由四个腔，即左心房、左心室、右心房、右心室构成，同侧房室间有瓣膜相通，右心房室间为三尖瓣，左心房室间为二尖瓣，左右心室与大血管之间也有瓣膜相通，左心室与主动脉之间为主动脉瓣，右心室与肺动脉之间为肺动脉瓣。心底向右后上方，大部分由左心房构成，小部分由右心房的后部构成。心尖向左前下方，是左心室的一部分。其长轴与身体正中线约成 45°角。心脏的前方对着胸骨体和第 2～6 肋软骨，后方平对第 5～8 胸椎。心脏的两侧及前面的大部分均被肺和胸膜遮盖，前面只有小部分邻接胸骨体下半和左第 4～6 肋软骨。心脏的前上方有胸腺，向上与上腔静脉、升主动脉和肺动脉干相连。心脏两侧与膈神经、胸膜腔与肺相邻。心脏的后方与食管、迷走神经和胸主动脉等后纵隔器官结构相邻。下方与膈肌相邻。中国人心脏长约 12～14cm，横径 9～11cm，前后径 6～7cm。其大小大致相当于本人的拳头，平均重量约为 260g。

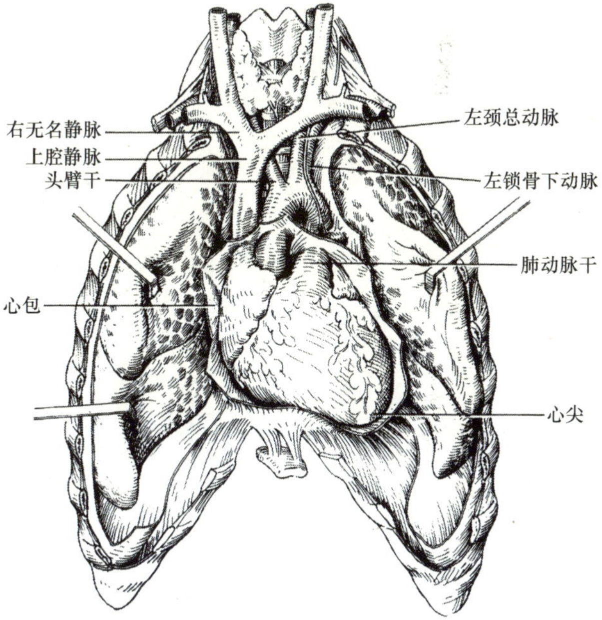

图 7-2 心脏的位置

心脏壁由心内膜、肌层、心外膜三层组成，左心室的肌层最厚。心外膜与心包壁层之间形成一个间歇，称为心包腔，腔内含有少量浆液，起润滑作用。

心脏的血供由冠状动脉提供，分左、右两支，分别起源于主动脉根部的左、右冠状动脉窦上方。左冠状动脉分为前降支和回旋支，前降支主要供养心脏前壁、左室前侧壁及室间隔的前 2/3 的心肌。回旋支主要供养左室侧壁、后侧壁的心肌。右冠状动脉主要供养右心室、左室下壁、后壁及室间隔的后 1/3 的心肌。

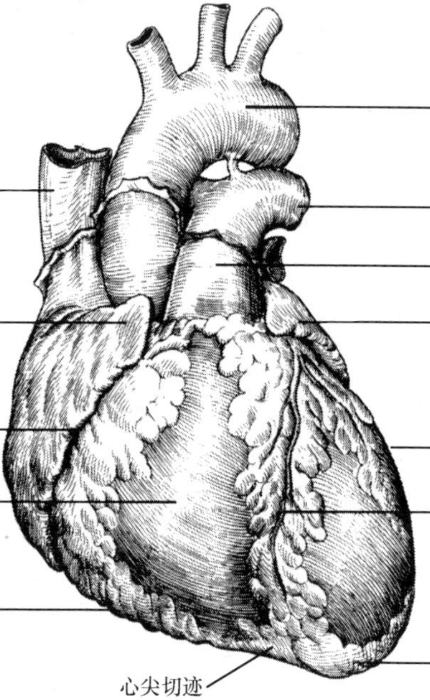

图 7-3 心脏的外观(前面观)

【心脏的生理功能】

心脏传导系统是由特殊分化的心肌细胞构成,主要功能是产生并传导激动,维持心脏的正常节律。心脏传导系统包括窦房结、结间束、房室交界区、房室束、左右束支及其分支和浦肯野纤维。心脏传导系统的细胞均能发出冲动(即有自律性),但窦房结的自律性最高,它是正常人心脏的起搏点,其后自律性按高低排列依次为房室交界区、房室束、左右束支及浦肯野纤维。当窦房结发出冲动后,冲动沿着传导系统自律性高低顺序迅速传到心房、心室肌,使之兴奋而产生收缩。当窦房结因各种病因导致发放冲动功能减退或消失,则房室交界区及以下自律点可以发出冲动,维持心脏收缩,但它们的节律较窦房结慢。

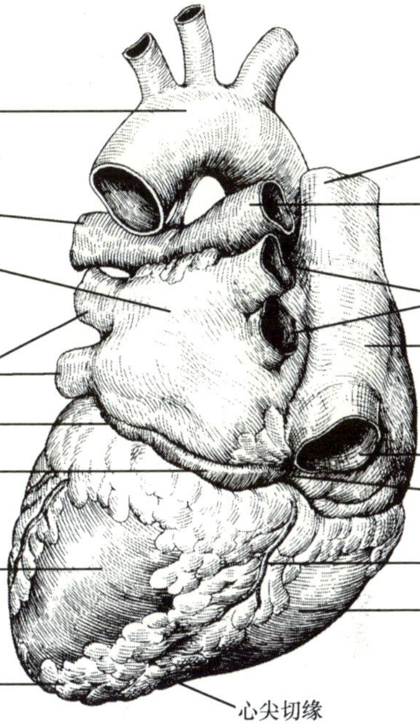

图 7-4 心脏的外观(后面观)

【适应证】

适合于心脏移植的患者应该具备下列条件:①年龄在 60 岁以内终末期心脏病;②患者积极配合移植手术;③其家属全力支持手术治疗。

1. 终末期的心力衰竭或短期内多次心力衰竭,如心力衰竭型冠心病、扩张型心肌病(占心脏移植的 50%)、慢性克山病、限制型心肌病、晚期心肌炎、严重心衰不能换瓣的心脏瓣膜病等疾病,采取完善的内科保守治疗或外科手术均无法使其治愈,或者病情有好转,但预期寿命小于 12 个月。

2. 顽固性、难治性心律紊乱,内科治疗无效者。

3. 其他脏器(如肺、肝及肾、脑等)无不可逆损伤。

4. 已经安装机械循环辅助装置，心功能仍不能恢复。

5. 先天性心脏病（如先天性左心室发育不良综合征、严重的三尖瓣下移畸形、复杂的单心室伴有主动脉瓣下狭窄等）可以在婴儿期或者儿童期施行心脏移植，其预后比矫正术更好。

6. 心脏移植术后再移植　严重的急性或者超急性排斥反应使供者心脏严重受损，手术后发生急性右心功能衰竭、严重低心排综合征威胁患者生命，移植后原发病再发等可以考虑再次进行心脏移植，但再次心脏移植死亡率比较高。

【禁忌证】

1. 绝对禁忌证

(1) 急性严重感染性疾病。

(2) 恶性肿瘤。

(3) 肺血管阻力(pulmonary vascular resistence，PVR)持续大丁 8Wood 单位。

(4) 人类免疫缺陷病毒(HIV)血清阳性者。

(5) 供者和受者 ABO 血型不一致。

(6) 患者存在人类淋巴细胞毒素抗体。

(7) 活动性消化性溃疡。

(8) 严重的系统性结缔组织病。

(9) 肺、肝、肾、脑不可逆损伤的患者。

(10) 不服从治疗或滥用毒品者。

(11) 精神疾病及心理障碍者。

2. 相对禁忌证

(1) 近期出现肺梗死或者肺部感染。

(2) 年龄大于 60 岁。

(3) 肺血管阻力为 5～7Wood 单位。

(4) 糖尿病。

(5) 中、重度脑血管或者外周血管病变。

(6) 活动性心肌炎或者巨细胞心肌炎。

(7) 慢性乙型或丙型病毒性肝炎。

(8) 活动性心肌炎或者巨细胞心肌炎。

【受体的选择】

心脏移植的具体适应证主要根据病情的发展和对预后的估计，排除心脏移植的绝对禁忌证综合社会因素和医院的整体水平，无固定的量的标准。Stanford 大学的选择依据是：

1. 根据病情预计患者能存活时间比移植存活时间短。

2. 确认其他手术方法治疗无效。

3. 其他主要脏器功能良好，不影响术后患者的存活或生命质量。

4. 患者对术后的继续治疗和积极的生活方式具有充分的信心。

【供体的选择】

1. 脑死亡供体

(1) 供者是否具有全身性疾病，如患有活动性肝炎、HIV 阳性、恶性肿瘤等，不适合作为心脏移植的供者。

(2) 供者与受者的组织相容性是否匹配。

(3) 供心是否能承担受者全身的血液循环。

(4) 供心有无心脏疾病病史，有无冠状动脉病变。

(5) 自然条件：一般认为，年轻供体组织活力强、器官功能潜力大，要比年龄偏大，组织器官发生退行性改变者效果好。最好选择男性小于 35 岁，女性小于 40 岁为宜。当然，这不是绝对的选择。现在，年龄也可以适当放宽。

【心脏移植术式】

根据供心植入部位不同，心脏移植可以分为原位和异位心脏移植。目前仍然以原位心脏移植为主，异位心脏移植手术临床上很少使用。原位心脏移植手术，根据心血管吻合方法的不同，可分为标准法、全心法、双腔静脉法。

1. 标准法原位心脏移植术　这是临床上最普遍的方法。建立体外循环；受者心脏切除；供心的吻合；左心房的吻合；右心房吻合；主动脉吻合；肺动脉吻合；供心排气；停止体外循环；按照常规止血关胸。

2. 全心原位心脏移植　自 20 世纪 90 年代以来认为标准

原位心脏移植术，移植后心房过大，心房吻合口的突起部分可引起心房内血栓形成；供者与受者窦房结共存，使受者与供者心房收缩不同步，易导致心律失常和房室瓣的开闭不协调，有55%的患者发生二尖瓣反流等缺点。Reitz提出了全心原位心脏移植法。首先，完成供心的切取及修剪与标准法不同。在切取时保证上下腔静脉有足够的长度。左心房的切取从4根肺静脉的远端切取，而且在修剪时，左右两组肺静脉修剪成两个椭圆形孔，以便于吻合。第二，受者心脏的切取，建立体外循环时，主动脉插管仍靠近无名动脉起始部，但是上腔静脉插管必须经过上腔静脉、下腔静脉插管必须靠近膈肌。第三，左肺静脉组吻合；第四，右肺静脉组的吻合；第五，上下腔静脉吻合；第六，主动脉和肺动脉的吻合同标准法原位心脏移植相同。

3. 双腔静脉原位心脏移植　1993年，Sarsam报道了双腔静脉心脏移植法。1995年，Gamel报道了应用此法进行了40例原位心脏移植，认为该法与全心法和标准法比较有如下优点：具有全心移植术的仅有一个窦房结，可避免心律失常的优点；操作上比全心移植术简单，减少了吻合口漏血的可能；二尖瓣反流的发生率较低；术后左心房压力低；房性心动过速少，术后很少需要起搏。方法主要按照标准法进行左心房切除，按全心法进行右心房的切除，主动脉和肺动脉的吻合同标准法。对于上腔静脉的吻合最近又有一种改良的方法。其优点是可以避免腔静脉吻合口狭窄或血管扭曲。这种吻合方法对儿童更有意义。

【主要护理诊断/问题】

1. 心排血量低下的可能　与心脏手术后、体外循环有关。

2. 低心排的发生　与心脏手术，供心与受者心脏的协调，体外循环等有关。

3. 呼吸形态的改变　术后疼痛、无力有关。

4. 清理呼吸道无效或低效　与呼吸道分泌物增加、伤口疼痛、咳嗽无力、气管插管有关。

5. 营养失调——低于机体需要量　与应激、高热、禁食、摄入减少有关。

6. 舒适的改变　与切口疼痛、引流管牵拉有关。

7. 精神异常　与原发疾病、免疫抑制剂毒性等有关。

8. 潜在的并发症　出血、感染、排斥反应、冠状动脉血管气栓或血栓。

【护理目标】

1. 保证足够的组织灌注量。

2. 患者能有效咳痰。

3. 患者营养状况得到改善或维持。

4. 患者主诉不适感减轻或消失。

5. 术后未发生相关并发症或并发症发生后能得到及时治疗与处理。

【术前护理措施】

1. 一般护理　对于心脏终末期患者,大多数患者将长期住院。因为病程长,心功能低下,身体各组织灌注不足,器官功能受到影响。

(1) 护理评估:详细评估患者的既往史、肿瘤史、手术史和家族遗传病等,术前对于血液制品的使用情况。

1) 了解患者的社会情况:特别是社会支持系统。家属对治疗的信心和术后的经济支持。

2) 详细评估受者的心脏病史以及心脏功能的检查情况。了解心脏功能状态及肺血管阻力。

3) 评估患者有无其他部位的感染,如龋齿、胆囊炎、大小便隐血等。

4) 进行血液、咽部、鼻、尿液的培养、药物敏试、评估患者有无细菌、HIV 和疱疹病毒的感染等活动性感染,要彻底清除患者潜在的感染灶,必要时采取隔离措施。纠正贫血、低蛋白血症等。

5) 有无糖尿病史,同时检测空腹及餐后 2 小时血糖。

6) 评估患者的血型与供体的血型、淋巴细胞毒性交叉配合试验和 HLA 配型情况。

(2) 循环系统

1) 等待心脏移植的受体应严密监测心脏功能,心功能均处于Ⅳ以上的,应安置心电监护进行监测。

2）根据医嘱给予药物维护心脏功能。

3）密切关注患者的出入量。

4）高度关注患者的休息及睡眠，良好的休息和睡眠减少心脏的耗氧。

5）遵医嘱给予氧气吸入，及时监测动脉血气，了解血液中的含氧量。

（3）呼吸系统

1）低流量吸氧，可以改善肺弥散功能，提高血液中氧的含量。

2）必要时遵医嘱给予雾化吸入，稀释痰液，利于痰液的排出。

3）指导患者进行深呼吸训练，改善肺功能。

（4）饮食的护理：认真指导患者的饮食，积极改善患者的营养，保证足够的热量，要求低脂、低盐、高蛋白、高维生素、高能量、易消化的饮食。

（5）其他护理

1）安全护理：患者由于心功能不良常常卧床，存在安全隐患，需重视患者的安全教育。

2）皮肤的护理：因心功能不全的缘故，有的患者有低垂部位的水肿，容易发生皮肤的破溃，加强检查，翻身、预防皮肤因破溃发生感染。

3）心理护理：及时与患者沟通，排除患者的心理不安，给予患者心理支持，讲明手术的目的，手术大概过程，以及发生问题的处理原则。让患者安心接受手术。

4）对家属心理支持：治疗过程中花费大量的人力物力，对于家属也是一个巨大的压力，因此给予必要的疏导，希望家属能及时沟通，得到一些支持。可以适当缓解一些压力。

2. 术前常规准备

（1）呼吸道准备：吸烟者应戒烟，教会患者胸式呼吸、深呼吸、吹气球和排痰等术后护理配合方法。如有肺部感染应积极治疗。

（2）皮肤准备：术前1天全身沐浴，清洁皮肤。手术前进行皮肤准备，剃去双腋窝、腹部、胸部、腹股沟及会阴部毛发，然后用碘伏进行消毒，待皮肤干燥后用氟康唑涂擦颈部、腋窝、脐部、腹股沟及会阴部皮肤，穿无菌衣裤。

(3) 术中药物的准备：根据病情常需要准备凝血酶原复合物、纤维蛋白原、肝素、地塞米松、甲泼尼龙，按医嘱准备术中两次剂量的抗生素，血液制品：红细胞悬液、血浆、血小板、人血白蛋白等。

(4) 入手术室后安置胃管及尿管。

【术后护理措施】

1. 重症监护内容(表 7-1)

表 7-1　重症监护内容

意识状态	严密观察患者的意识、表情、瞳孔大小、对光反射及肢体活动情况
	记录麻醉后清醒时间
	神经系统的评估术后早期每小时监测 1 次，平稳后每 4 小时 1 次
循环监测	术后常规放置动脉测压管及漂浮导管，监测心率、血压、脉搏、氧饱和度以及中心静脉压、CO、PAWP30 分钟 1 次，血流动力学稳定后每小时监测 1 次
	移植术后由于大量体液回流及大剂量激素导致的水、钠潴留引起有效血容量增加，右心负荷加重，术后应早期加强利尿。每小时监测尿量、尿比重 1 次
	根据所测得相关数据，调整输液的成分、量和速度。一般成人总量不超过 180ml/d，红细胞比容维持在 0.30～0.35，若低于 0.30，应适当输红细胞
	早期应用正性肌力药物以增强心排血量，改善外周灌注，使用微量泵时，注意各个接头的衔接固定，严禁在用药管路上静脉推注药物，更换药物时要迅速
呼吸功能	人工呼吸支持 24～48 小时。观察患者有无发绀、烦躁及胸廓活动
	根据病情变化及时调整呼吸机各项参数，一般呼吸频率设定于 15～18 次/分，PEEP 设定为 2～3cmH_2O；潮气量

续表

	设定在10～12ml/kg体重
	患者入监护室后半小时进行血气分析，根据结果调节呼吸机参数，半个小时后复查血气，直至达到最佳血气状态，以后每4～6小时复查一次血气
	保持呼吸道通畅，维持气道湿化，根据患者双侧呼吸音、气道压力高低及时吸痰
	待神智清醒，咳嗽有力，神经肌肉反射正常，血流动力学稳定，血气分析结果正常，方可考虑脱机拔管，改为鼻塞或面罩给氧
	拔管后鼓励患者深呼吸、咳嗽，协助拍背、排痰、早期活动，进行雾化吸入，防止肺炎、肺不张等呼吸道并发症发生
肾脏功能	术后24小时内监测每小时尿量，每日监测尿素氮、肌酐等
消化系统	由于手术、麻醉和大量激素的使用，易出现消化系统的并发症，常规安置胃管，观察引流量、颜色测pH等，应用保护胃黏膜及抗胃酸分泌的药物，使胃液pH>5为宜。观察大便颜色、量
伤口观察及护理	观察伤口有无渗血渗液，若有，应及时更换敷料，密切观察引流管内引流液的性质和量，并及时补充
疼痛护理	评估患者疼痛情况，遵医嘱给予镇痛药物

2. 管道的护理(表7-2)

表7-2　管道护理内容

心包、纵隔引流管	定时挤捏管道，防止因血凝块堵塞管道
	每日计算引流液，并观察引流液的性质和量
尿管	妥善固定，严防脱落、扭曲、折叠
	在患者脱离呼吸机并且完全清醒后及时早期拔出尿管
	每日两次进行尿管及尿道口的护理
	理论上不进行膀胱冲洗，根据情况评估后决定
胃管	保持胃管固定稳妥、通畅

3. 饮食护理(表 7-3)

表 7-3　饮食护理

时间	进食内容	进食量
术后当天	禁食	—
呼吸机支持治疗期间	禁食	—
拔除气管插管后6小时	饮水	30～60ml
次日	全量流质	100～150 毫升/次，4～5 次/天
第 3 日	半流质	100～200 克/次，4～5 次/天
第 4 日	软食	5～6 餐/日
术后 1 个月内	软食为主，蛋白质 1.2～1.5g/(kg·d)为宜，脂肪小于 40g/d。少食多餐。要注意控制动物脂肪，膳食中胆固醇每日小于 300mg，减少饱和脂肪酸的摄入，多摄入含 w-3 的多不饱和脂肪酸，以减轻急性和慢性排斥反应的发生。丰富的维生素能改善心肌代谢和心肌功能。因此，维生素供给要充足，每天给予新鲜蔬菜大于 500g，水果 200g，冬天用 60℃温水温热，糖尿病患者暂不用	少食多餐
1 个月以后	逐步过渡至正常饮食，注意营养丰富、忌生冷、产气、刺激性食物	

4. 体位与活动(表 7-4)

表 7-4 体位与活动

时间	体位与活动
全麻清醒前	去枕平卧位,头偏向一侧,适当抬高床头 30°
全麻清醒后	低半卧位
术后第 2～3 日	半卧位为主,增加床上运动
术后第 3 日起	半卧位为主,根据病情,可在搀扶下适当床旁活动

注:活动能力应当根据患者个体化情况,循序渐进,对于年老或体弱的患者,应当相应推后活动进度,加强床上主动及被动活动。

【排异反应及免疫抑制治疗】

1. 排斥反应的观察及处理(表 7-5)

表 7-5 排斥反应的观察及处理

免疫反应类型	临床表现	处理
超急性排异	多见于移植术后 24 小时内,表现为供心复跳困难,心肌收缩无力,循环难以维持,不能脱离体外循环机,供心表面呈现发绀、花斑	术前对受者和供者之间进行较全面和详细检查及术前和术中应用抗排斥反应药物可有效预防
急性排异反应	多发生在术后 1～20 周,术后 3 个月内发生率最高。临床表现为体温升高,心率的变化,厌食、左右心功能衰竭的临床征象,胸片显示心胸比增大。心电图 QRS 波电压明显降低和消失,房性期前收缩和室上性心律失常。心肌酶学和肌钙蛋白水平变化。超声心动图显示心室壁厚度、心肌质量的改变或左右心功能的减弱	要加强观察,及时捕捉一些征兆非常重要

续表

免疫反应类型	临床表现	处理
慢性排斥反应（移植物冠状血管病）	术后1年多见，供者心脏发生冠状动脉增殖性病变，导致供心冠状动脉高度狭窄和闭塞，心肌缺血和梗死，最终患者可能死于心肌梗死或心力衰竭。是心脏移植长期存活的主要障碍	定期进行冠状动脉造影是早期发现冠状动脉病变的主要方法
	因为移植的供者心脏无神经支配，所以，即使发生心肌缺血和心肌梗死，大部分心脏移植患者都不会出现心绞痛等症状，故早期很难发现	在不发生急性排斥反应情况下，应尽量减少FK506、环孢素A和皮质类固醇的用量。另外，术后应尽早应用降脂药和抗血小板聚集药

2. 关于心内膜心肌活检　心内膜心肌活检（endomyocardial biopsy，EMB）是监测急性排异反应的"金标准"。采用活检钳直接钳取活体心脏组织，以进行组织形态学、组织化学、酶学、免疫学、病毒学以及电子显微镜超微结构观察等研究的一种有创检查方法。心内膜心肌活检的并发症仅为1%～2%。常见的并发症有心律失常、三尖瓣腱索断裂、心室壁穿孔和栓塞等。对心脏移植后的患者进行心肌活检，有造成感染的危险。对儿童心脏移植患者进行心肌活检应该慎重。实施心内膜心肌活检的时间见表7-6，心内膜心肌活检排斥反应的病理分级见表7-7。

表7-6　心内膜活检时间

术后时间	心内膜心肌活检
第1周内	第1次检查（术后5天）
第2～4周	每周1次

续表

术后时间	心内膜心肌活检
第1～3个月	每2周1次
第3～6个月	每月1次
第6～12个月	做1次
1年以后	每年1次

表 7-7　心内膜心肌活检排斥反应的病理分级

级别	表现
0级	标本中无淋巴细胞浸润或心肌细胞浸润，无急性排斥反应
ⅠA级	血管周围或间质内有灶性淋巴细胞浸润，无心肌细胞损害
ⅠB级	血管周围或间质内出现弥漫性淋巴细胞浸润，无心肌细胞损害
Ⅱ级	心肌组织中出现单个炎性浸润灶，淋巴细胞围绕在其周围，境界清楚。孤立病灶内有心肌细胞损害
ⅢA级	心肌组织中有多个炎性浸润灶，由淋巴细胞围绕，伴有心肌细胞损害
ⅢB级	心肌组织内出现弥漫性炎性病变。除淋巴细胞外，还可见嗜酸性及中性粒细胞，伴有较多的心肌损害
Ⅳ级	心肌组织弥漫性炎性浸润，较ⅢB级更为明显，常为淋巴细胞、嗜酸性与中性粒细胞浸润，伴有较多的心肌细胞损害和心肌坏死。可出现间质水肿、出血和血管炎

对Ⅱ级以下的急性排斥反应可通过增加环孢素A和皮质类固醇的用量而得以控制，ⅢA级者要酌情应用6α-甲泼尼松龙冲击治疗。应增加心内膜心肌活检的次数。在“冲击”治疗之后1周内，应再做1次心内膜心肌活检。如果连续两次心内膜心肌活检结果皆无急性排斥反应存在，便可以按照上述间隔进行心内膜心肌活检。如果发展到Ⅳ级急性排斥反应时，一般抗排斥治疗效果较差，预后不佳。

3. 免疫抑制剂的正确应用(表 7-8)

表 7-8 免疫抑制剂的正确应用

药物名称	用法	主要副作用	漏服药物补救方案
霉酚酸酯(骁悉)	常用剂量 1～3g/d,温开水送服 术后 3～6 个月内逐渐减量至 0.75g/d,12 个月后逐渐减量至 0.5g/d	骨髓抑制 胃肠道反应、出血性胃炎、白细胞减少	漏服时间未超过 3 小时,补服此次药物,以后重新按照时间表执行;漏服时间超过 3 小时,须立即联系医师
环孢素 A	能口服者,剂量为 2～6mg/(kg·d);患者不能口服采用静脉给药,需要减少剂量	肾脏毒性反应 高血压 肌肉及神经毒性作用 肝功能损害 高血脂	同上
硫唑嘌呤	每晚的同一时间服用	白细胞降低 肝功能损害	漏服时间超过 12 小时,与医师联系
皮质激素	早饭后 9:00 前服用最好	消化道溃疡 骨质疏松 高血压 高血糖 失眠	如果漏服,及时与医师联系,因为呕吐或其他的原因不能口服,可以调整为静脉用药

4. 免疫抑制剂浓度监测(表 7-9)

表 7-9 免疫抑制剂浓度监测

药物名称	监测时间	血药浓度
霉酚酸酯(骁悉)	术后 1 个月内	18～22μg/ml
	术后 1～3 月内	8～10μg/ml
环孢素 A(C0)	术后 1 周内	900～1000μg/ml
	术后 1～3 月内	500～800μg/ml

注:监测频率为 1～2 个月每周测定 2 次,3～4 月内每周测定 1 次,5 个月以上不定期测定。

【并发症的处理及护理】

1. 早期并发症的观察与护理(表 7-10)

表 7-10　早期并发症的处理及护理

常见并发症	临床表现	处理
出血	出血是心脏移植术后早期的常见的并发症和死亡原因，导致心脏移植失败。常见的引流液的颜色鲜红、接近体温、量大，每小时 100～200ml。术后引流液若突然停止，则要密切观察有无心包填塞的征象，必要时应开胸探查	密切观察引流液的性质、量，及时监测凝血时间(ACT)，根据情况及时补充鱼精蛋白。给予新鲜血浆、纤维蛋白原及止血药物。术后 3～4 小时内，引流液大于 200ml，且处理后未见减少趋势，引流液温度接近体温，及时输注止血药物或同时医师必要时开胸止血。密切关注心包填塞观察全身情况及 CVP、血压、脉搏等生命体征
低心排综合症	CI(心脏排血指数)降低至 30ml/(s·m²)，CVP(中心静脉压)正常或增高、血压下降 心率增快 四肢湿冷 血管活性药物剂量增加无效或低效	定时监测 CVP(中心静脉压)、尿量 查明原因，若怀疑为急性排斥反应所致，则必须做心肌活检，确诊后使用甲泼尼龙冲击疗法。若是采心肌过程中心肌发生损害，则调整血管活性药物的剂量和种类，密切观察生命体征，引流管是否通畅
急性右心衰	早期的并发症，肺动脉压高、中心静脉压(CVP)增高、颈静脉怒张、肝脏增大、下肢浮肿、右心室舒张压大于 1.33kPa 是右心衰的指征之一	纠正缺氧 酸中毒、防止肺血管收缩 给予血管活性药物如多巴胺、多巴酚丁胺注射液、前列腺素 E、硝酸甘油等增强心肌收缩力、减少前负荷及降低肺动脉压 加强利尿和减少输液量

续表

常见并发症	临床表现	处理
心律失常	发生率高达40%～50% 心率减慢、包括窦房结或结性心动过缓和窦性停搏，房性心律失常较室性心律失常多见	早期用异丙肾上腺素维持窦性心率在110～120次/分，或安置临时起搏器 如是发生排斥反应及时进行心肌活检，确诊后在增大免疫抑制剂剂量后心律失常会自动消失
消化系统并发症	心脏移植术后消化系统并发症发生率18%，主要是腹腔内的炎症，与术后免疫抑制治疗有关	保守治疗无效及时剖腹探查 出现腹部并发症时也要做心肌活检，了解有无排斥反应
急性肾功衰	每小时尿量小于0.5ml/kg体重 24小时尿量小于400ml 尿比重小于1.016或较长时间固定在1.010 血尿素氮超过17.9mmol/L，血肌酐每日迅速上升88.4～176.8mmol/L 血尿素氮/血肌酐比值小于10 尿肌酐/血肌酐比值小于20 内生肌酐清除率较正常下降50%以上或小于0.08ml/s 电解质紊乱：高血钾、镁、磷，低血钠、钙、氯	停用环孢素A 应用血管扩张剂 强心利尿、前列腺素E 血压透析或肾脏移植 其他治疗：严格限制入量、纠正酸中毒、高血钾、控制感染等

续表

常见并发症	临床表现	处理
精神行为变化	反应迟钝、情绪波动明显、易激怒、极具有攻击性、意识不清、记忆力差、幻觉、抑郁、焦虑等	移植术后,患者可发生精神情绪改变,可能与免疫抑制药物治疗有关。通常这些症状会自行或在变更药物后逐渐减轻或消失。仔细观察患者情绪变化,及时发现心理问题并根据原因进行有针对性的心理护理
感染	细菌导致的肺部感染最为常见 细菌导致的尿路感染 病毒导致的间质性肺炎、胃肠道感染、肝炎、皮肤疱疹、B淋巴细胞增生等 术后由于免疫抑制剂及广谱抗生素的应用,白色念珠菌感染也较常见 毛霉菌感染是最严重的,肺部出现迅速扩大的结节状病灶	术后积极雾化吸入和鼓励咳嗽可预防肺部感染,术后及早拔出尿管。发现病毒感染可用抗病毒药物治疗 肺部毛霉菌感染使用药物效果差,死亡率高,若病灶局限,应果断行肺叶切除术,术后使用两性霉素B治疗

2. 晚期并发症的观察与护理(表7-11)

表7-11 晚期并发症的处理及护理

常见并发症	临床表现	处理
高血压	环孢素A相关性高血压大多在1个月后出现,使用1年有50%的患者会发生高血压	低盐饮食,保持适当体重及活动,采取药物治疗,如钙离子通道阻滞剂,但地尔硫卓和硝苯地平会增高血浆中环孢素A的浓度,另外,注意ACEI类药物与环孢素A合用时,会导致血钾增高

续表

常见并发症	临床表现	处理
高胆固醇血症	与术前高胆固醇、术后皮质激素、环孢素 A 的应用有关	饮食控制、保持合理体重、适当的运动、药物治疗
移植心冠状动脉粥样硬化（AGAS）	与慢性排斥、巨细胞病毒感染、高胆固醇血症、高三酰甘油血症、供者＞40 岁、吸烟、糖尿病等有关，是心脏移植术后长期存活的最大障碍	一般 AGAS 病变分布广泛，不主张行支架介入或搭桥术，心脏再移植是唯一的办法。可通过服用降胆固醇的药物、控制高血压、戒烟和抗血小板聚集及抗凝治疗
骨质疏松症	术后常见并发症，尤其是女性绝经期以后	绝经期女性可加用雌激素、钙等预防
恶性肿瘤	由于长期使用免疫抑制剂，恶性肿瘤发病率相对正常人高，主要为淋巴组织增生，其次为皮肤癌	淋巴组织增生，对治疗反应较差，皮肤癌治疗同常规皮肤癌。心脏移植术后一旦发生恶性肿瘤，预后多不良

【健康宣教】

出院宣教见表 7-12。

表 7-12 出院宣教

饮食	进食低盐、低脂、高钙、高蛋白、高维生素的饮食。忌食人参、蜂皇浆等提高免疫功能的食物，不食油煎炸的食品及刺激性食品。蛋白质供给量要充足，动物蛋白与植物蛋白的比例要恰当 四忌：忌刺激性食物、忌坚硬食物、忌易胀气食物、忌烟酒
活动与工作	适当的运动有助于机体的康复，参与一定的工作或社会活动，有助于患者维持良好的心理，增强对生活的信心
随访时间	出院后 3～4 个月随访一次，以后每年全面体检一次

续表

随访内容	血常规、尿常规、肝肾功能、环孢素A药物浓度测定、心电图、心脏彩超、冠状动脉造影、心内膜活检、胸部正侧位照片

【特别关注】

1. 免疫抑制剂浓度的监测。
2. 心脏功能的监测。
3. 受者的遵医依从性。
4. 受者的心理因素。

【前沿进展】

心脏移植在临床存在较大的困难，也是制约患者救治的最重要的原因—供体来源的困难。有许多的患者因等不到合适的供体失去了生命，对于心脏尤其突出。现代科学家正试图解决两大问题。

1. 移植免疫学问题

(1) 免疫耐受性研究：移植排斥反应是异体(种)器官移植长期存在而没有解决的难题，建立特异性移植耐受是解决上述难题的最终目标，并已经成为目前移植免疫学研究领域最富有挑战性的课题之一。器官移植的反天然性和反生理性两大特点，从根本上决定了耐受诱导的困难性。多年来已有众多的实验方式可以获得小动物器官移植耐受状态，面对大动物和人类器官移植的耐受性近年来也获得可喜进展。

(2) 诱导免疫偏离：在移植免疫应答中，一般认为TH1型因子参与介导排斥反应，而TH2型细胞因子(如IL-4、IL-10)可拮抗TH1细胞并抑制CTL的功能，从而诱导移植耐受。因此，阻断TH1细胞及其分泌细胞因子的效应，或增强TH2细胞及其所分泌细胞因子的效应，将有利于建立移植耐受。

(3) 主动免疫诱导同种移植耐受。

(4) 诱导建立嵌合体。

(5) 克隆和干细胞：利用人体克隆细胞和组织进行移植，从性质上说是进行自体移植，从根本上解决了排斥的问题。但目前从核转移到与卵母细胞融合再到发育到克隆干细胞群，其成功率仅有 3%；而且临床上如进行自体克隆，作为载体的人类卵母细胞的短缺将是另一大难题。若进行以获取移植器官和组织为目的的动物克隆，同样存在排斥的问题。

(6) 移植耐受由实验向临床迈进：移植受体移植后形成免疫耐受而不受排斥的影响，这是移植学者追求的目标。目前的困难在于：受者已经形成的免疫系统不容易对外来抗体产生耐受；由于淋巴细胞产生的数目巨大且不断更新，耐受体难以稳定维持；供者和受者之间的遗传差异和 HLA 高度多态性，无法找到一种通用的致耐受原，只能针对个体进行调整。

(7) 几乎耐受现象：由于临床器官移植受者的免疫系统已发育完善，难以实现“经典的”、“完美的”免疫耐受状态，那么退而求其次，通过采取提高免疫抑制的特异性等主动干预措施，最大限度地降低了供者抗原特异的免疫反应强度，达到几乎耐受，是可以实现的，并将成为今后移植免疫学研究的重点方向。

2. 异种移植研究进展　异种移植(xenotransplantation)并不是一个新鲜事物，早在 17 世纪就有进行动物给人输血的尝试。而真正称得上以临床治疗为目的的异种移植，则始于 20 世纪 60 年代，先后进行了猩猩、猴、狒狒等对人进行异体肾、心脏和肝脏移植，结果均不令人满意，最长存活了 9 个月。此后，由于“脑死亡”概念的建立及免疫抑制剂的广泛应用，特别是环孢素 A 的发现，同种移植有了突飞猛进的发展，而临床异种移植则罕见报道，冷落一旁。但在 20 世纪 80 年代末开始，由于供者器官来源严重不足和等待移植患者人群不断扩大的矛盾日益加重，伴随分子生物学和遗传工程技术的发展以及对排斥机制的深入认识，再度引发了对异体移植的广泛兴趣和全面研究。现在异体移植可行性存在 6 大障碍：生理、免疫、解剖、病原微生物、伦理学、心理学等。关于异体移植的临床前景概述为“close to reality”。

（龚仁蓉　白阳静）

第八章　肺移植患者的护理

【概述】

肺移植是治疗终末期肺病的唯一有效方法。临床上肺移植包括4种方式：活体肺叶移植、单肺移植及双肺移植（包括整体双肺移植和序贯式双肺移植）和心肺联合移植。在人类大脏器的移植中，肺移植成功最晚，但近10年发展迅速。

1963年，美国的Hardy进行了首例临床肺移植，患者生存18天。此后约20年中，全世界共报道40例临床肺移植，其中仅1例生存10个月。20世纪80年代初，新型、高效的免疫抑制药物环孢素A应用于临床，使肺移植与其他器官移植一样，进入了一个非常活跃、蓬勃发展的新时期。单肺、双肺及心肺联合移植均相继获得成功。进入20世纪90年代，由于肺移植的广泛开展，供体器官严重不足，心肺联合移植呈平稳下降趋势。而单肺及双肺移植则分别450～600例次/年及300例次/年的速度稳步发展。至1998年3月，全球约有150个医疗中心开展单肺及双肺移植，其中单肺移植4777例，双肺移植3278例，其1年、3年存活率分别为67%、49%及67%、47%。

肺移植最多的是美国，约占2/3。在欧洲，英国、德国、法国较多。亚洲地区肺移植比较落后。我国的肺移植起步很早。1979年，北京结核病研究所先后为2例肺结核患者实施了单肺移植，因急性排斥及感染无法控制，分别于术后第7及12天把移植肺切除。1995年2月，北京安贞医院为1例特发性肺间质纤维化患者成功实施了右肺移植，患者术后获得长期存活。从1995年到2006年，至少有32家医院报道了大约50例肺移植。2007年，国内推行器官移植准入制度，首批5家医院被评定为临床肺移植准入机构：北京安贞医院、上海市肺科医院、上海市胸科医院、无锡市胸科医院、福建协和医院，目前，全国已有十多家医院获得许可。截至2009年3月，国内肺移植总计150多例，其中准入制度实施后新增例数约 60 例。

肺移植术后的存活率，国内尚缺乏相关数据。国际心肺移植联合会公布肺移植（双肺或单肺）术后 3 个月、1 年、3 年、5 年、10 年存活率分别为 88％、78％、63％、61％、28％。总体半衰期 5.2 年，存活超过 1 年者的半寿期 7.3 年。

【肺的解剖】

正常肺质地柔软，富有弹性并含有大量气体、呈海绵状且能浮于水面。表面覆盖湿亮的脏层胸膜（构成肺的一部分，不能作为一层剥脱），透过脏层胸膜可见到多边形肺小叶的轮廓，患胸膜炎后脏、壁层胸膜间产生粘连。胸膜腔完整时，胸膜腔内的负压使肺处于膨胀状态；反之，肺的体积会被压缩。肺的颜色随年龄和生活的环境而改变。

由红色（胎儿肺）转为淡红色（幼儿肺），继之呈暗红色（成人）、棕黑色或黑色（吸烟或粉尘环境生活者）。正常肺比重为 0.35～0.75，病态含有大量液体的肺比重增加，在水中可下沉。

1. 肺的形态和位置　肺左右各一，位于胸腔内，纵隔两侧，膈肌上方。由于膈的右侧较左侧高，以及心脏位置偏左，故右肺粗短，左肺狭长，每侧肺形如半圆锥体，具有一尖、一底、二面、三缘（图 8-1）。肺上端钝圆称肺尖，突入颈根部，高出锁骨内侧 1/3 部上方 2～3cm。底向下，与膈邻近，又称膈面，向上凹陷。肋面圆凸，与胸壁内面贴近。内侧面邻纵隔，又称纵隔面，此面中部凹陷即肺门，是主支气管、神经、血管和淋巴管出入肺的部位，这些结构被结缔组织包绕，称肺根。肺根内各主要结构的位置排列具有一定的规律性，从前向后依次为上肺静脉、肺动脉、主支气管和下肺静脉；从上向下，左肺根依次为肺动脉、主支气管、上肺静脉和下肺静脉、右肺根依次为上叶支气管、肺动脉、中下叶支气管、上肺静脉和下肺静脉。肺的前缘和下缘都较锐利，左肺前缘有一明显的弧形凹陷，称心切迹，切迹下方的舌状突起，称左肺小舌。肺的后缘圆钝，右肺门后方有食管压迹。

2. 肺叶、肺段、肺小叶

（1）肺叶：左肺被从后上斜向前下的一条斜裂分为上、下二叶。右肺除斜裂外，还有一条近于水平方向的右肺水平裂，将右

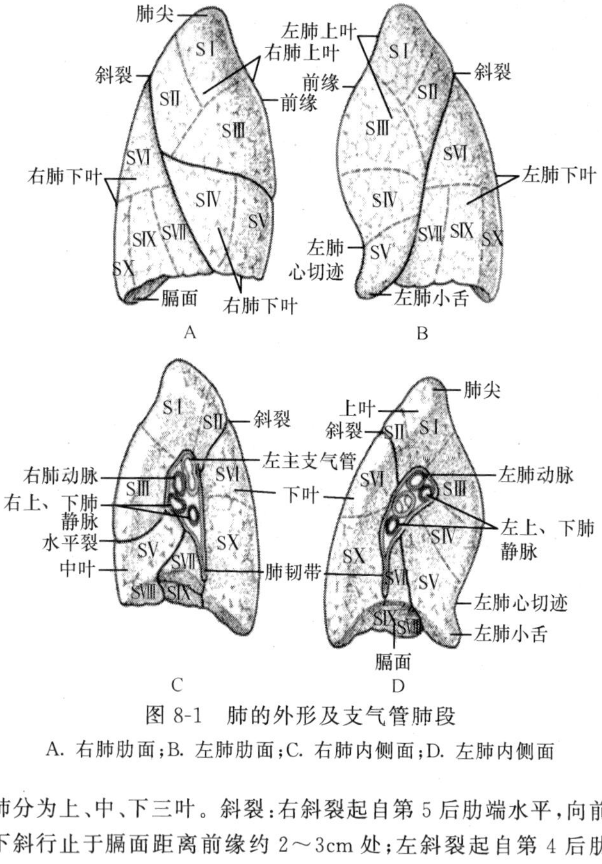

图 8-1　肺的外形及支气管肺段

A. 右肺肋面；B. 左肺肋面；C. 右肺内侧面；D. 左肺内侧面

肺分为上、中、下三叶。斜裂：右斜裂起自第 5 后肋端水平，向前下斜行止于膈面距离前缘约 2～3cm 处；左斜裂起自第 4 后肋水平向前下止于肺前下角外；水平裂位于右肺上、中叶之间，始于右肺门中点水平，向外达侧胸壁（相当于第 4 肋间水平）。

（2）肺段：肺叶支气管在各肺叶内再分为肺段支气管，并在肺内反复分支，呈树枝状，称支气管树。每一肺段支气管及其分支分布区的全部肺组织的总称，称支气管肺段（简称肺段）。各肺段呈圆锥形，其尖朝向肺门，底朝向肺表面。右肺较恒定的分为 10 个肺段。左肺由于肺段支气管往往出现共干，常分为 8 个肺段（图 8-1）。但肺段之间并没有明显的边界，各肺段的名称与其相对应的支气管一致。

(3) 肺小叶:经肺段支气管再逐级分支,管径越来越细,管径小于1cm者称细支气管,细支气管逐级分出终末细支气管、呼吸性细支气管、肺泡管、肺泡囊,最后分为肺泡。每条细支气管连同其各级分支和所相连的肺泡共同构成一个肺小叶。每一肺段由许多肺小叶组成,肺小叶直径约1cm,肺小叶呈锥形,尖端朝向肺门,底朝向肺表面。小叶周围有少量结缔组织包绕。

3. 肺的血管　肺有双重血液供应,即肺循环的肺动脉和肺静脉及体循环的支气管动脉和静脉。前者是肺的功能血管,完成气体交换;后者为肺的营养血管,供应肺组织及支气管。两套血管通过吻合支相互交通。

(1) 肺动脉:肺动脉干起自右心室,在主动脉弓下方分为左、右肺动脉。右肺动脉较长,斜向右下,经升主动脉和上腔静脉后方、奇静脉弓下方、右主支气管的前方、右上肺静脉的上后方进入右肺门,分为上下两支,上支较小,进入右肺上叶;下支较大,进入中、下叶。左肺动脉较短,在胸主动脉前方,行向左上,于左主支气管前上方、肺静脉后方入左肺门,然后绕左主支气管上后方分出数支上叶支,再转向下后方分出舌段及下叶支。

(2) 肺静脉:每侧两条,分别称为上、下肺静脉,上肺静脉在主支气管和肺动脉下方,行向内下,平第3肋软骨高度穿心包而汇入左心房;下肺静脉水平向前,平第4肋软骨汇入左心房。右上肺静脉收集右肺上、中叶的血液,左上肺静脉收集左肺上叶的血液,左、右下肺静脉分别收集两肺下叶的血液。

(3) 支气管动脉:有1～3支,较细小,起自主动脉或右肋间后动脉,沿支气管后壁入肺门,构成网状,延伸于支气管表面,达呼吸性细支气管。支气管动脉的分支与肺动脉的分支存在吻合,从而使体循环和肺循环互相交通。

(4) 支气管静脉:出肺门后沿支气管背侧走行。左侧支气管静脉汇入半奇静脉或上位肋间后静脉;右侧支气管静脉汇入奇静脉,也有的直接汇入上腔静脉。支气管静脉在肺内与肺静脉有广泛的吻合。

(5) 淋巴管:肺的淋巴管丰富,分浅、深两组,浅组位于脏胸膜深面，深组位于肺内各级支气管周围。两组淋巴管最后汇入支气管肺门淋巴结。肺的淋巴结有位于肺内支气管周围的肺淋巴结，位于肺门的支气管肺门淋巴结，以及位于肺韧带内的肺韧带淋巴结。

（6）神经：迷走神经和胸交感干的分支在肺根前、后方组成肺丛，随肺根入肺。交感神经的传出纤维使支气管、血管平滑肌舒张，迷走神经的传出纤维使支气管平滑肌收缩和腺体分泌，迷走神经的传入纤维分布于支气管黏膜和脏胸膜，形成呼吸反射弧的传入部分。

【肺的生理功能】

1. 肺的通气功能　肺位于胸廓围成的胸腔内（图 8-2），由海绵状、弹性组织构成，这类组织可随呼吸伸展和收缩，而将空气导入肺部的气道（气管和支气管，由平滑肌和软骨构成），可收缩和扩张。肺和气道共同配合，吸入含氧丰富的新鲜空气，并将人体细胞代谢产生的二氧化碳废气排出体外。它们同时也帮助

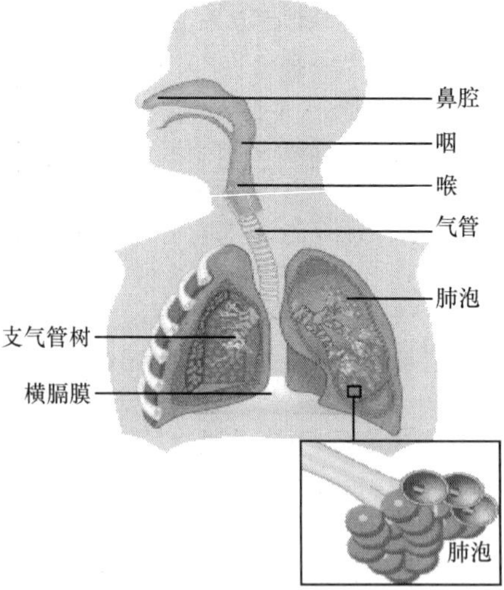

图 8-2　呼吸系统

调节血液的酸碱度(即 pH)。吸气时,横膈膜和肋间肌(即肋骨间的肌肉)收缩,并扩张胸腔。扩张使胸腔内的压力降低,而且低于外界气压。于是空气就会沿气道(由高压向低压)流入人体内,充满肺部。呼气时,横膈膜和肋间肌舒张,胸腔变小。胸腔容积减少致使胸腔内压力升高,并且高于外界气压。此时,空气由肺部(高压)沿气道流出体外进入外界空气(低压)。人每次呼吸都会重复此循环过程。

人通过鼻孔或嘴呼吸空气时,空气经会厌进入气管。再继续沿气管下行,穿过喉部的声带,抵达支气管。经由支气管,空气分别进入左右两肺。然后,空气沿着越分越细的支气管最终进入肺泡。

2. 肺内气体交换　由于每个肺泡内氧气的浓度都很高,因此,氧气会透过或经肺泡膜扩散进入肺毛细血管。在毛细血管的起始处,红细胞中的血红蛋白携带着二氧化碳和少量氧气。血红蛋白会与氧气结合并释放出二氧化碳。同时,溶于肺毛细血管血液内的碳酸氢钠也分解释放出二氧化碳。由于肺毛细血管中二氧化碳的浓度较高,因此二氧化碳会脱离血液,穿过肺泡膜进入气囊。这一气体交换过程非常迅速(仅几分之一秒)。人呼气时,二氧化碳会离开肺泡,含氧丰富的血液回流至心脏。因此,呼吸的目的就是要保持肺泡内的氧气含量高而二氧化碳含量低,从而保证气体交换正常进行。

【适应证】

肺移植用于治疗双侧肺部均有严重病变,内外科都无法处理的终末期患者。如慢性阻塞性肺病/肺气肿(COPD)36%、特发性肺纤维化(IPF)20%、囊性纤维化(CF)16%、α1 抗胰蛋白酶缺乏症(AT def)7.6% 、特发性肺动脉高压(IPAH)3.5%、支气管扩张 2.8%、结节病 2.6%(ISHLT 1995-2007:19 792 例) 国内主要以 COPD 和肺纤维化为主,但 α1 抗胰蛋白酶缺乏症没有。

【禁忌证】

肺移植禁忌证:①左心功能不全,射血分数<45%,有冠心病;②不可逆的肝肾病变,特别是肾功能衰竭,内生肌酐清除率

<0.835ml/S；③乙肝表面抗原(+)，丙肝抗体(+)；④HIV(+)；⑤除基底细胞癌、皮肤癌可手术治疗效果又较好的外，2年内有恶性病者禁忌；⑥明显的肺外全身性疾病又无法治疗的；⑦活动性肺外感染不能治愈的；⑧患者及家属无法配合的。

总之，有肺外严重病变，患者濒临死亡，患者及家属难于配合治疗的不适移植。

相对禁忌证：由于技术的进步，经验的积累，过去认为禁忌证的，有的已成相对禁忌证，需参考其他条件考虑。①系统骨质疏松症事先要加以治疗；②严重的肌肉骨骼病，如驼背为相对禁忌证；③现在用激素已不是禁忌证，但最好是≤20mg/d；④营养状态：体重<70%及>130%标准体重，要事先调整好；⑤乙醇(酒精)、烟最少要禁用6个月；⑥结核病需适当治疗，有敏感药的，也不是禁忌证；⑦长期使用呼吸机是手术禁忌证，因此时气管支气管中多已有感染，但在有力的抗感染治疗下，已成为相对禁忌证；⑧有真菌及非典型性分支杆菌感染的，如能有效地予以治疗，也可以做；⑨曾一侧开胸或正中胸骨切开给肺移植造成困难，但不是禁忌。

【受体的选择】

1. 各种终末期肺部疾病，比如肺纤维化、矽肺、慢性阻塞性肺部疾病、原发性肺高压等。

2. 预计寿命短于18个月的肺部疾病患者；年龄小于60岁。

3. 无其他系统(肝肾等)疾病，无冠心病。

4. 左心室功能正常，右心室射血分数大于25%，无右心衰表现。

5. 无肺外感染，营养适当。

6. 可步行30米(可在吸氧情况下)。

7. 无应用免疫抑制剂的禁忌证。

8. 精神正常，稳定。

9. 不依赖呼吸机，不依赖激素，戒烟6个月以上。

10. 没有经受过胸腔手术，无胸腔粘连。

11. 无恶性肿瘤。

【供体的选择】

1. 年龄小于55岁。

2. 无吸烟史和心、肺疾病史。

3. 心功能正常。

4. 胸部影像学检查正常，肺野清晰。

5. 良好的气体交换功能和正常的支气管。

6. 供体与受体ABO血型相同，一般不做HLA相容性检测。

7. 供体肺与受体的胸腔大小基本匹配。

【肺移植术式】

1. 单肺移植　肺移植前需行受者的全肺切除，一般在供肺能应用时，才能为受者切皮。将移植供肺植入胸腔，吻合的顺序一般为左房肺静脉开口、肺动脉、支气管（图8-3）。

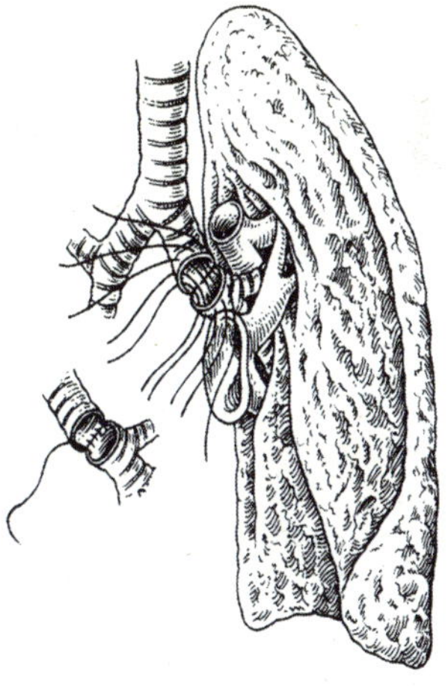

图8-3　左侧肺移植

吻合左总支气管，膜状部连续缝合，间断缝合软骨部

2. 双肺移植　分为整块双肺移植（DLT）和序贯式双肺移植（BLT），后者方法与单肺移植相似，先移植完一侧，通气及恢复血流后再移植另一侧，大部分人不用体外循环。DLT必须在体外循环

下，在正气管处吻合气道，肺动脉及左心房袖的吻合与单肺移植相似。DLT 手术复杂，术后气管吻合口的并发症发生率高。自 1990 年 Pasque 报告序贯双肺移植的方法，后被广泛应用(图 8-4)。

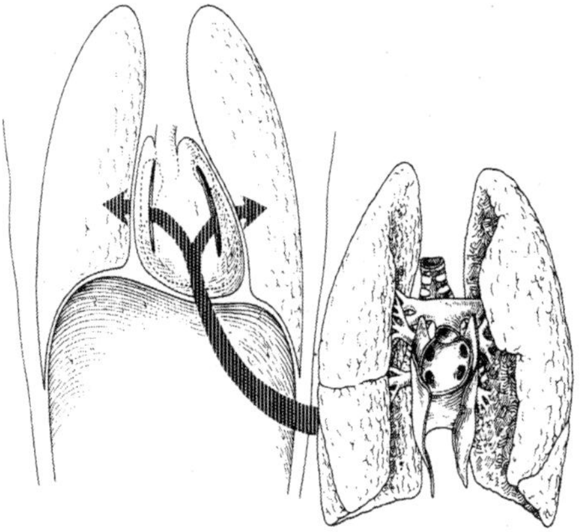

A

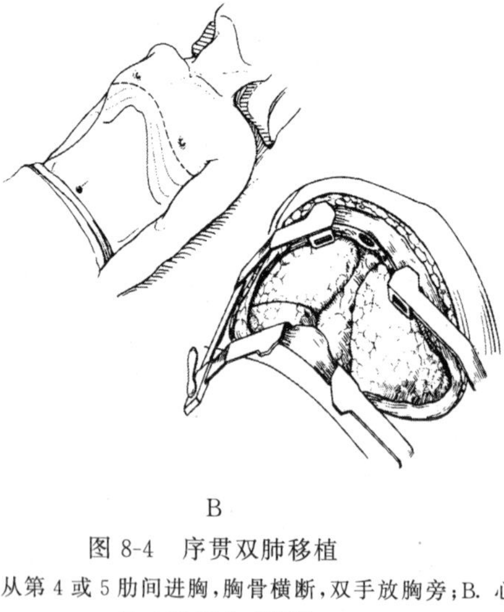

B

图 8-4　序贯双肺移植

A. 前外切口，从第 4 或 5 肋间进胸，胸骨横断，双手放胸旁；B. 心尖举起，双肺置入后纵隔

3. 心肺联合移植 先将供体右肺经右心房送入右侧胸腔，左肺经左侧附有膈神经的心包片后方送入左胸腔，吻合的顺序为气管、右心房、主动脉。

【主要护理问题】

1. 气体交换受损 与通气血流比例失调、肺再灌注损伤、肺部感染有关。

2. 清理呼吸道无效或低效 与呼吸道分泌物增加、伤口疼痛、咳嗽无力、气管插管有关。

3. 组织灌注不足 与大量失血、感染致血管床容量扩大、心衰有关。

4. 营养失调——低于机体需要量 与应激、高热、禁食、摄入减少有关。

5. 舒适的改变 与切口疼痛、引流管牵拉有关。

6. 潜在的并发症 出血、感染、胆漏、排斥反应。

【护理目标】

1. 患者能有效咳痰，保持呼吸道通畅。

2. 肺功能良好，血气分析各项指标正常，满足机体需要。

3. 患者主诉不适感减轻或消失。

4. 术后未发生相关并发症或并发症发生后能得到及时治疗与处理。

【术前护理措施】

1. 心理准备 肺移植的患者由于原发疾病常导致患者反复入院，生活质量较低，移植的愿望强烈，在这段时间要认真做好相应的健康教育，介绍手术的过程及移植组成员的情况了解肺部疾病的症状、术后使用免疫抑制剂的情况。让患者对原发疾病有充分的认识，对肺移植有大致的了解，对术后可能发生的排斥反应及长期服用免疫抑制剂有充分的心理准备。患者常担心今后的工作问题、医疗费用问题、家庭关系等问题，护士应了解患者家庭经济状况、医疗费用来源及家庭社会支持系统情况，争取家庭和单位领导的配合、理解和支持，保证康复后重返工作的权利，医疗费用得到保障。

2. 术前准备

（1）呼吸道准备：吸烟者应戒烟，教会患者胸式呼吸、深呼吸、吹气球和排痰等术后护理配合方法。如有肺部感染应积极治疗。

（2）胃肠道准备：术前 1 天流质饮食，术前 1 天及术晨灌肠 1 次。

（3）皮肤准备：术前 1 天全身沐浴，清洁皮肤。手术前 2 小时进行皮肤准备，剃去双腋窝、腹部、胸部、腹股沟及会阴部毛发，然后用碘伏进行消毒，待皮肤干燥后用氟康唑涂擦颈部、腋窝、脐部、腹股沟及会阴部皮肤，穿无菌衣裤。

（4）术中药物的准备：根据病情常需要准备凝血酶原复合物、纤维蛋白原、肝素、地塞米松、甲泼尼龙，按医嘱准备术中两次剂量的抗生素，血液制品：红细胞悬液、血浆、血小板、人血白蛋白等。

（5）入手术室后安置胃管及尿管。

3. 术前常规检查

（1）肺功能全套检查：一般都是较低，要注意前后对比，了解病变恶化快慢。

（2）胸部 X 线片（正、侧位）、CT、ECT 等，以了解肺部病变情况，是否有感染。

（3）心电图、超声心动图，这些是评估心脏的主要方法，左心室射血分数要＞0.45，对 40 岁以上怀疑有冠心病的，要做冠状动脉造影。右心导管测动脉压，了解肺动脉压的变化。

（4）用标准方法测定运动能力（如 6 分钟能行走若干米），或平板试验，在试验中测定各种数据，作以后的对照。

（5）血液学及凝血机制的检查：包括血常规、血小板计数、凝血酶原时间等。

（6）免疫学检查：ABO 血型（原则上要求同一血型，但并非绝对如此，如 O 型供给 A 型受者）

（7）肝肾功能的检查。

（8）血清学检查：包括巨细胞病毒、疱疹病毒、EB 病毒、肝炎病毒、艾滋病病毒。

(9) 痰细菌检查：包括痰涂片及培养、药敏试验等。

(10) 大、小便常规检查。

【术后护理措施】

1. 重症监护内容(表 8-1)

表 8-1　重症监护内容

意识状态	严密观察患者的意识、表情、瞳孔大小、对光反应及肢体活动情况记录麻醉后清醒时间 神经系统的评估术后早期每小时监测 1 次，平稳后每 4 小时 1 次
血液动力学	监测心率、血压、脉搏、氧饱和度以及中心静脉压 30 分钟 1 次，血流动力学稳定后每小时监测 1 次 每小时监测尿量 根据所测得相关数据，调整输液的成分、量和速度
呼吸功能	人工呼吸支持 3～5 天 根据病情变化及时调整呼吸机各项参数，一般呼吸频率设定于 12～16 次/分，PEEP 设定为 4～6cmH_2O；成人潮气量设定在 10～12ml/kg。密切监测血气分析 保持呼吸道通畅，维持气道湿化，及时吸痰；痰不易吸出时，需用纤支镜吸痰，同时观察吻合口情况 待神智清醒，咳嗽有力，神经肌肉反射正常，血流动力学稳定，血气分析结果正常，方可考虑脱机拔管 拔管后鼓励患者深呼吸、咳嗽，协助拍背、排痰、早期活动，防止肺炎、肺不张等呼吸道并发症发生
肾脏功能	术后 24 小时内监测每小时尿量，每日监测尿素氮、肌酐等 慎用肾毒药物
消化系统	观察大便颜色、量 若腹泻，应及时送大便常规及大便霉菌、细菌培养，以排除感染因素。同时，管饲患者应减量或停止管饲
伤口观察及护理	观察伤口有无渗血渗液，若有，应及时通知医生并更换敷料观察腹部体征，有无腹痛、腹胀、腹膜炎体征等

续表

疼痛护理	评估患者疼痛情况 遵医嘱安置镇痛泵或使用镇痛药物 加强心理护理

2. 管道的护理(表 8-2)

表 8-2　管道护理内容

胸腔引流管	肺移植后有 1～2 根胸腔闭式引流管,须妥善固定,避免过度牵拉,防止意外脱管 引流高度 60～100cm,保持引流通畅 术后第 1 天记录引流量、颜色、性状,每 2 小时记录 1 次,并连续 6 小时,以后每 4 小时 1 次 每周更换水封引流瓶
胃管	安置胃管的目的主要是管喂药物及营养液,保证机体营养的需要 同时密切观察腹部体征、胃液性状,观察有无消化道应激性溃疡、出血、穿孔等并发症 每日做口腔护理 2 次,防止口腔感染
尿管	每日做尿道口护理 2 次,防止尿路感染 尽早拔除 原则上不做膀胱冲洗

3. 饮食护理(表 8-3)

表 8-3　饮食护理

时间	进食内容	进食量
术后当天	暂禁食	—
拔除胃管当天	饮水	50ml/2～3h
拔除胃管第 2～3 天	流质	适量
拔除胃管 3 天后	逐步过渡到以清淡软食为主	少量多餐

注:逐步过渡至正常饮食,保证食物营养丰富易消化、无刺激性,并注意饮食卫生。

4. 体位与活动(表 8-4)

表 8-4　体位与活动

时间	体位与活动
全麻清醒前	去枕平卧位,头偏向一侧
全麻清醒后手术当日	低半卧位或斜坡卧位(床头抬高 30°)
术后第 1～3 日	半卧位为主(床头抬高 45°),逐步增加床上主动运动
术后第 3～7 日	半卧位为主,可逐渐坐起
术后第 7～10 日起	床旁坐位直至搀扶下室内缓行

【正确应用免疫抑制药物】

1. 正确应用免疫抑制药物(表 8-5)

表 8-5　正确应用免疫抑制药物

药物名称	用法	主要副作用	漏服药物补救方案
普乐可复	一日 2 次 温开水送服 一般于进食前至少 1 小时或进食后 1～2 小时服用 柚子汁会增加其血药浓度	肾毒性 震颤 腹泻 高血压 高血糖	漏服时间未超过 3 小时,补服此次药物,以后重新按照时间表执行;漏服时间超过 3 小时,须立即联系医师
环孢素 A	一日 2 次 避免用柚子汁、梨汁或木瓜汁稀释。可用牛奶作为稀释液	多毛症 震颤 肾功能损害 高血压 肝功能损害 齿龈增生 高胆固醇血症 高尿酸血症 高钾血症	同上

续表

药物名称	用法	主要副作用	漏服药物补救方案
酶酚酸酯	一日 2 次，空腹服用	胃肠道反应出血性胃炎白细胞减少	同上
硫唑嘌呤	每晚的同一时间服用	白细胞降低 肝功能损害	漏服时间超过 12 小时，与医师联系
皮质激素	早饭后 9:00 前服用最好	消化道溃疡 骨质疏松 高血压 高血糖 失眠	如果漏服，及时与医师联系，因为呕吐或其他的原因不能口服，可以调整为静脉用药

注：环孢素 A 与普乐可复不可同时使用；酶酚酸酯与硫唑嘌呤不可同时使用。

2. 免疫抑制剂浓度的监测（表 8-6）

表 8-6　免疫抑制剂浓度监测

药物名称	监测时间	血药浓度
霉酚酸酯（骁悉）	术后 1～3 个月	10～20ng/ml
	3 个月后	5～15ng/ml
环孢素 A	术后 1～6 个月	120～300ng/ml（HPLC 法）
	6 个月后	90～150ng/ml

注：监测频率为 1～2 个月每周测定 2 次，3～4 月内每周测定 1 次，5 个月以上不定期测定。

【并发症的处理及护理】

并发症的处理及护理见表 8-7。

表 8-7　并发症的处理及护理

常见并发症	临床表现	处理
急性排斥反应	第一次急性排斥多发生在术后1周。主要表现为发热、胸痛、全身不适、疲乏、食欲减退、咳嗽、咳痰、呼吸困难等	急性排斥反应确立后需立即调整免疫抑制剂方案，并做冲击治疗
	X线提示：肺周围有蜂窝样改变，胸水，广泛的网状间质纹理，下肺野的浸润。血气检查：PO_2下降＞1.33KPa	定期行纤维支气管镜监测肺排斥和感染
肺再灌注损伤	肺功能减退，可从气管内吸出大量的水样分泌物	以脱水为主，术后第1天尽量少输入晶体液而给予血浆、白蛋白等。对严重的肺再灌注损伤，移植肺功能暂时丧失患者可用人造体外心肺等待肺功能的恢复
胸腔内出血	多发生于术后48小时内 术后胸腔引流管持续引流大量血性液体，伴有血细胞比容降低、脉搏增快、中心静脉压降低、尿量减少，重者血压下降乃至失血性休克	积极补液、输血，同时积极寻找原因，必要时进行剖胸探查，手术止血
肺部感染	移植肺的感染中，细菌感染约占50%，其他有病毒性、原虫性感染 主要表现为发热、胸痛、全身不适、疲乏、食欲减退、咳嗽、咳痰、呼吸困难等	细菌感染者：移植术后立即开始大剂量广谱抗生素的治疗，一旦分离出病菌，应使用敏感的抗生素 巨细胞病毒感染者：术

续表

常见并发症	临床表现	处理
	X线提示：肺内阴影，气管分泌物及支气管灌洗中细菌学涂片及培养阳性	后使用更昔洛韦治疗 卡氏孢子虫性肺炎：服用复方磺胺甲　唑治疗
气道吻合口并发症	气道吻合口并发症表现呈多样性，如局部的黏膜出血、坏死、肉芽的增生，以及气道吻合口狭窄、瘘或气管断裂等，患者出现不同程度的咳嗽、咯血、呼吸困难及肺内感染，重症可发生急性呼吸衰竭	全身治疗：改善一般状况，控制气管吻合口局部及肺内炎症 局部治疗：加强雾化吸入疗法及纤支镜吸痰，保持呼吸道通畅；部分狭窄和吻合口瘘患者可手术修补或局部切除再吻合术
阻塞性细支气管炎	多发生在移植术后3～6个月出现，以咳嗽、咳痰、活动后呼吸困难为初发症状，病情呈进行性发展，呈持续下降低氧血症，肺功能进行性减退	加大类固醇药物剂量，可暂时稳定病情，减缓或推迟肺失功，但不能逆转及阻止病情的进展。再移植是部分患者唯一治疗手段

【健康宣教】

出院宣教见表8-8。

表8-8　出院宣教

饮食	进食营养丰富、适量、均衡的食物，多吃新鲜蔬菜、水果等富含维生素的食品，根茎类蔬菜须削皮并熟食，水果一定要洗、削皮；每天喝2升水，有利于废物排泄，瓶装的矿泉水、茶、牛奶、果汁等等都是有益的；饮食需加热消毒，避免吃变质过期的食物

续表

生活环境	日常生活环境空气清新，避免吸入油烟、粉尘、刺激性的气体；房间定时通风换气，保证空气质量良好。同时患者戒烟，避免被动吸烟等
呼吸训练	呼吸训练分为静态的呼吸运动和配合有躯体动作的呼吸运动。也可配合呼吸训练器进行呼吸锻炼，提高肺活量。教会患者做呼吸操，如深呼吸、腹式呼吸、缩唇式呼吸其目的是增加肺泡通气量，提高呼吸效能，防止支气管过早萎陷，有利于气体交换，提高动脉血氧分压
活动与工作	适当的运动有助于机体的康复，参与一定的工作或社会活动，有助于患者维持良好的心理，增强对生活的信心。但应注意避免较大量的体力活动，避免与有毒物质接触，每天工作时间不要超过 8 小时，保证充足的睡眠
随访时间	移植术后第 1 个月，每周复查两次 移植术后第 2 个月，每周复查一次 移植术后第 3 个月，每两周复查一次 移植术后半年，每月复查一次 移植术后 1 年，每三个月复查一次
随访内容	血常规、尿常规、肝肾功能、免疫抑制剂血液浓度、电解质、血脂、凝血功能等。必要时需行胸片、CT 检查

【特别关注】

1. 肺移植术后气道并发症的问题　肺移植是实体器官移植中唯一把气管、支气管动脉完全切断而不加修复的，因此吻合口缺血，容易有气道并发症。在纤支镜下检查吻合口缺血的表现有黏膜颜色变黑、溃疡、脱落，甚至裂开，局部伴有炎症和脓性分泌物；另一个影响吻合口愈合的重要因素是曲霉菌感染，合并感染后吻合口并发症的可能性也大大增加。严重影响患者的肺功能；稍晚期吻合口出现狭窄，或支气管壁软化，多见于术后 2～4 个月。以上肺移植后气道并发症的发生严重影响移植肺的功能。

我国是结核病多发地区，肺移植后患者在使用免疫抑制剂的情况下，身体抵抗力降低，容易得肺结核。在单肺移植时对侧可能有结核病存留，术中又强调不去除纵隔淋巴组织等，更易复发。

2. 生活习惯及环境的改善　日常生活环境空气清新，避免吸入油烟、粉尘、刺激性的气体；房间定时通风换气，保证空气质量良好。同时患者戒烟，避免被动吸烟等。坚持系统呼吸训练，锻炼肺功能，同时，保持良好积极向上的情绪，可以做一些力所能及的事情。

3. 心理护理　器官移植患者心理状态各不相同。一种认为移植后自己是一个健康者，一种则产生惧怕感而过度小心。应指导患者正确认识疾病，出院后可适当进行户外活动，如打太极拳、种花、钓鱼等，对于改善情绪、提高身体素质必有裨益。此外，尽可能参加一些轻微的劳动，但切不可劳累过度。注意保护移植器官，防止外来损伤。服用激素类药物的患者易激怒，家属应能体贴、理解、关心患者，做好心理护理，使其保持愉快的心情，这对延长移植物的存活时间有利。

（袁　岚　蒲　强）

第九章　皮肤及其他各种组织移植患者的护理

第一节　皮肤的解剖和生理

【皮肤的解剖结构】

皮肤由表皮、真皮、皮下组织及附属器(皮脂腺、汗腺、毛发、指或趾甲等)组成(图 9-1),是人体最大的器官,成人皮肤平均面积约 1.5m²,占体重的 16%。正常人皮肤厚度为 0.33～3.8mm,平均厚约 1mm,但随年龄,性别和部位不同而有所不同。女性皮肤比男性薄,眼睑皮肤最薄约 0.3mm,足底皮肤最厚,其表皮层厚度可达 1.5mm。皮肤的厚度通常随表皮的厚度而变化,但在大腿、背部,真皮较表皮厚许多倍。不同人种的肤色取决于皮肤的黑色素和胡萝卜素含量;同一人种个体肤色深浅的变化,与遗传、生活环境、营养、职业等因素有关。

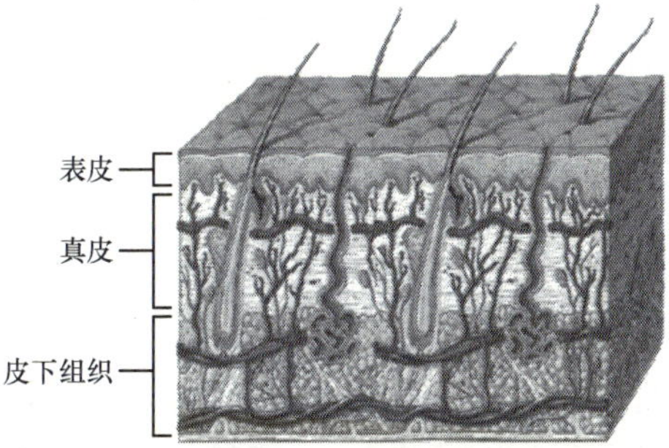

图 9-1　皮肤的结构

1. 表皮　分为基底细胞层、棘细胞层、卵泡细胞层、透明层和角质层。基底细胞层是表皮的最内层,分裂和再生能力极强,是表皮损伤再生修复的基础。

2. 真皮　位于表皮和皮下组织之间，含有胶原、网状、弹力3种纤维和皮肤附属器。从组织结构上分为上部的乳突层和下部的网状层。

(1) 乳突层：紧贴表皮，突向表皮的真皮乳头结缔组织纤维较细，含有丰富的毛细血管网、淋巴网和神经末梢感受器。取皮至该层时，出血点似针尖样细小，愈合后不留或仅留浅表瘢痕。

(2) 网状层：该层组织致密，胶原纤维粗而密，交织成网。该层组织结构坚韧，增强了皮肤的屏障作用。血管较少，但口径较乳突层粗，出血点呈斑点状。有学者认为，该层损伤愈合后瘢痕明显。

3. 皮下组织　即浅筋膜，位于真皮之下，主要由疏松结缔组织和脂肪组织构成。胶原纤维形成纤维隔，把脂肪组织分隔成小叶，其间含有血管、神经和淋巴管等。皮下脂肪的厚度因性别、年龄、部位及营养状况而不同，不仅具有隔热和缓冲外力的作用，而且也是人体的营养储藏所在。

4. 皮肤附件　由毛发、皮脂腺、汗腺和指(趾)甲构成。

(1) 毛发：由毛囊长出。人体95%的体表有毛发分布，但各部位的毛发粗细、长短、疏密不同。所有毛发都有生长、脱落并被新毛发替代的周期性。头发平均生长期约为2000天，休息期为100天，健康人每天脱落头发一般不超过100根。

(2) 皮脂腺：几乎凡有毛囊之处必有皮脂腺，两者构成毛囊-皮脂腺单位，皮脂腺开口位于毛囊上、中交界处。头皮、面颊、鼻翼部皮脂腺分布较密集，分泌皮脂也较旺盛，是痤疮和皮脂腺囊肿的好发部位。

(3) 汗腺：分为大汗腺和小汗腺，小汗腺分布于全身皮肤，分泌低渗汗液。大汗腺在人体已退化，仅分布腋部、外阴及趾蹼等处，分泌除汗液外，还含有蛋白质、脂肪酸和糖等，汗液被皮肤表面的细菌分解成饱和脂肪酸后，形成特殊的臭味。

(4) 指(趾)甲：位于指(趾)甲末端，具有保护指(趾)端的作用和精细触觉，指(趾)甲终身生长不停，平均每周增长0.5～1.2mm。甲床的血供丰富，尚有能调节微细血管舒缩的球体分布，是观察人体微循环的窗口之一。

5. 血管、淋巴管和神经

(1) 血管和淋巴管：皮肤的血管来自于深层血管分支，在真皮与脂肪之间形成真皮下血管网。以后分支进入真皮内，在真皮网状层构成真皮血管网，与静脉相通。乳突下毛细血管网的血液，可通过动-静脉短路进行控制，对体温调节起着重要的作用。毛细淋巴管网在真皮乳突层以下出现，在皮下汇成淋巴管网，以后形成与静脉伴行的淋巴管，收集皮内的组织间淋巴液。

(2) 神经分布：皮肤含有神经末梢和感受器，在表皮层有司触觉的 Merke 触觉盘，真皮内有 Meissmer 触觉小体、冷觉小体、热觉小体、环状小体等。每个皮肤小点都有几种不同的神经纤维供应，使皮肤对某些感觉具有敏锐的判断力。

【皮肤的生理功能】

皮肤是人体最大的器官，具有参与机体活动，维持机体与外环境的平衡稳定，维持机体的健康。

1. 屏障作用　皮肤对机械性、物理性、化学性及生物性刺激都有保护作用。皮肤表面呈弱酸性，不利于细菌的生长繁殖。细菌不能穿透角质层，但可侵入毛囊、皮脂腺管，发生毛囊炎和或脓肿。角质层破坏后，细菌可经皮肤入侵。角质层、棘细胞、基底层细胞和黑色素细胞可吸收紫外线，从而减少紫外线对人体的损伤。真皮层中的胶原纤维和弹力纤维抗拉，皮下脂肪可抗冲击。

2. 感觉作用　皮肤具有丰富的感觉神经末梢，能将外界对皮肤的不同刺激沿相应的神经纤维传至大脑皮质中央回而产生不同的感觉，如触觉、压觉、痛觉、热觉、冷觉等单一感觉以及干、湿、光滑、粗糙、坚硬、柔软等复合感觉，使机体能够感受外界的多种变化，以避免机械、物理和化学性损伤。

3. 体温调节作用　当外界温度或某些疾病使体温发生变化时，皮肤和内脏的温度感受器产生的神经冲动以及血液温度的变化作用于下丘脑的温度调节中枢，然后通过血管的收缩和扩张发生体温调节作用。体表热量的散发，受皮肤表面热的对流、汗液的蒸发、辐射和传导的影响。汗液的蒸发带走较多热量，故对体温调节具有重要作用。

4. 吸收作用　皮肤主要通过表皮和附属器发挥吸收作用。

正常皮肤可吸收少量水及单纯水溶性物质(如维生素 C、B 族维生素等),不吸收葡萄糖,电解质吸收不显著。皮肤的吸收作用受全身及皮肤情况、透入物质的理化性状、外界环境因素等影响。

5. 分泌和排泄作用　正常皮肤有一定的分泌和排泄作用,主要通过汗腺和皮脂腺来进行。前者排泄汗液,后者分泌皮脂,形成表皮脂质膜,可润滑毛发和皮肤。

第二节　皮片移植

【概述】

皮片移植术是指将人体的皮肤由一处切下其全层厚度或部分厚度,与本体完全分离,移植到另一处,再重新建立血液循环,且继续保持其活力以达到修复创面目的手术。供皮的部位称为供皮区,受皮的部位称为受皮区(图 9-2～图 9-5)。

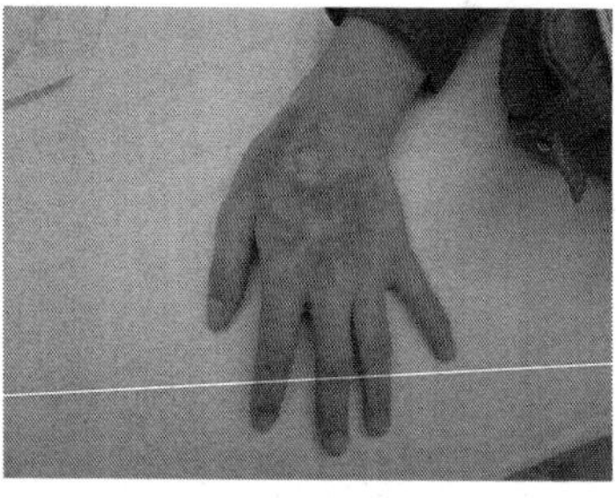

图 9-2　手背瘢痕(术前)

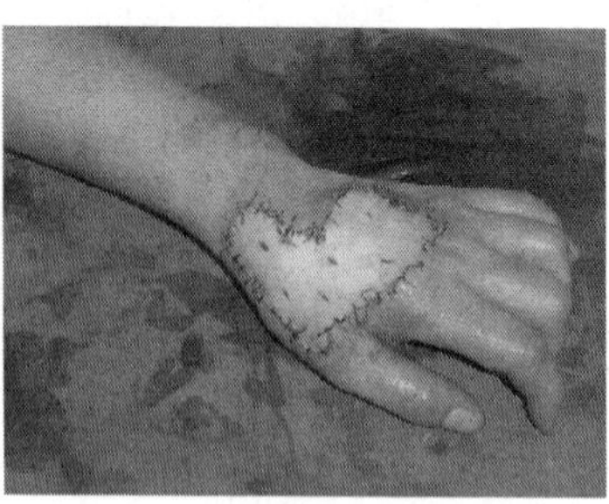

图 9-3　手背瘢痕植皮(术中)

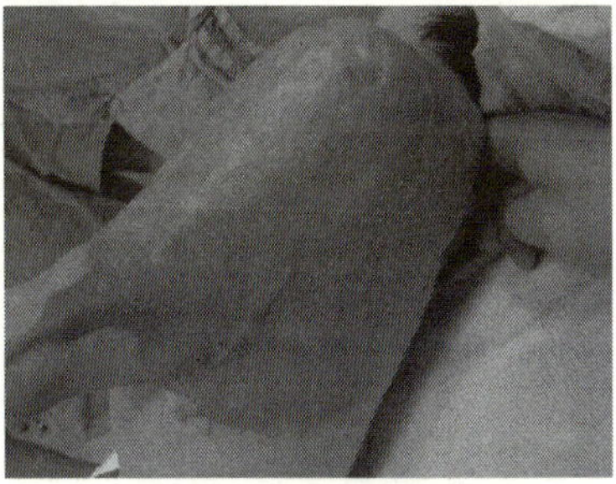

图 9-4　左腋瘢痕挛缩畸形(术前)

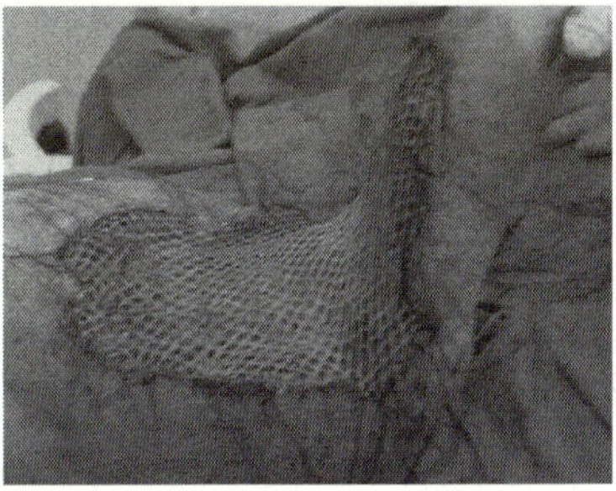

图 9-5　左腋瘢痕切除中厚植皮(术中)

【适应证】

皮片移植适用于人体任何部位皮肤软组织缺损的修复,但受皮区应血供充足以使皮片能够存活。

【皮片分类及特点】

皮片根据厚度分为刃厚皮片、中厚皮片、全厚皮片及含真皮下血管网皮片,其厚度依次增加。其特点见表 9-1。

表 9-1　皮片的分类及特点

种类	刃厚皮片	中厚皮片	全厚皮片	含真皮下血管网皮片
层次	表皮+真皮乳突层	表皮+部分真皮	全层皮肤	全层皮肤+真皮下血管网
厚度(mm)	0.2～0.25	0.3～0.8	不同部位不同	不同部位不同

续表

种类	刃厚皮片	中厚皮片	全厚皮片	含真皮下血管网皮片
存活难易	易	较易	较难	难
皮片挛缩	40%	10%～20%	几无	无
皮片弹性及耐磨性	差	较好	好	好
色泽改变	明显	较明显	不明显	不明显
皮源量	丰富	丰富	受限	受限

【治疗要点】

术前选择供区，备皮；无创受区清洁洗涤 3d，有创受区应换药至适宜受皮。

术后受区应制动，防治感染；供区预防感染，免受机械性损伤。抬高患处，注意肢体循环情况，经常检查敷料与石膏是否有包扎过紧的情况，术后如有持续性疼痛或发热，应检查原因，排除感染的可能。

刃厚植皮区于术后 2～3d 更换网眼纱以外的敷料，隔日一次，5～6d 拆除网眼纱，观察皮片存活情况，如植皮区皮片坏死，须及时剪去未生长的皮片，用 0.9%氯化钠溶液湿敷，每 2～3d 一次，视其转归考虑是否需补充植皮。

中厚植皮区可于术后 10～14d 拆除包扎，视皮片存活情况决定其包扎方式或是否需换药治疗。

【主要护理问题】

1. 皮肤完整性受损　与自体皮片移植取皮有关。

2. 疼痛　与手术创伤有关。

3. 营养失调——低于机体需要量　与摄入不足和机体能量消耗增加有关。

4. 潜在并发症　感染。

【护理目标】

1. 患者供皮区皮肤愈合良好。

2. 患者无感染发生或感染得到及时有效的控制。

3. 患者的营养状况得到改善。

4. 患者的疼痛减轻或消失。

【术前护理措施】

1. 心理护理

(1) 解释手术的必要性、手术方式、注意事项。

(2) 告知患者手术的相关知识。

(3) 解除患者的心理负担,使患者以稳定的心理状态接受手术。

2. 皮肤准备

(1) 供皮区:术前 1 日彻底清洁,如取头皮应在术晨剃发并再次清洁,术前 30～60 分钟剃除毛发,注意勿刮破皮肤。

(2) 受皮区

1) 无创口的瘢痕患者于术前 2～3d 用 0.1%苯扎溴铵浸泡,凹陷处用棉签清洗,并用碘伏消毒后包扎,不易浸泡的部位用碘伏消毒包扎即可,1～2 次/日。

2) 感染创面术前加强浸泡,并用抗生素溶液湿敷换药,使肉芽平实,分泌物减少。

3. 营养支持

(1) 术前纠正营养不良和低蛋白血症,可给高蛋白、高热量、高纤维素的饮食。

(2) 对进食困难者可采取管饲营养或者是胃肠外营养支持,以促进创面的修复。

(3) 对创面大丢失多的患者,予以静脉补充全血、蛋白等,保持血红蛋白在 80g/L 以上。

4. 术前准备

(1) 完善术前相关检查:大小便、血常规、出凝血、心电图、胸部 X 线检查等。

(2) 较大范围植皮的手术应交叉配血。

(3) 术前行抗生素皮试,术晨遵医嘱带入术中用药。

(4) 术前 8～10h 禁食、4～6h 禁饮。

(5) 术晨更换清洁病员服。

(6) 术晨与手术室人员进行患者、药物核对后,送入手术室。

【术后护理措施】

1. 外科术后护理常规(表 9-2)

表 9-2 常规护理内容

全麻术后护理常规	了解麻醉和手术方式、术中情况、切口情况
	持续低流量吸氧
	持续心电监护
	严密监测生命体征
病室要求	安静、舒适,室温 22～25℃,40%～60%。
	病室定时通风换气,每日用多功能动态灭菌机消毒 1 次,每次 2h
	室内严禁吸烟,减少陪护人员及探视人员
疼痛护理	提供安静舒适的环境
	检查敷料包扎松紧度是否适宜
	术后 3～4d 观察观察局部有无发热、跳痛、胀痛等感染征象
	遵医嘱给予镇痛药物
基础护理	做好尿管护理、定时翻身、患者清洁卫生等工作

2. 皮片移植术后护理(表 9-3)

表 9-3 皮片移植术后护理内容

植皮区护理	术区局部制动,避免皮片移位导致手术失败,影响术后效果
	保持敷料的清洁、干燥,切勿自行调整或去除敷料,如果感觉包扎过紧,局部疼痛明显,敷料外观渗血渗液时及时处理
	面颈部植皮的患者,要保持情绪的稳定,不要笑、哭、皱眉,尽量减少说话、吞咽、咳嗽等动作
	口周部位及颈部术后进食时或恶心、呕吐时需覆盖保鲜膜,防止污染术区敷料,必要时可用注射器注入或用漏斗注入食物,饮食选择全流食,如牛奶、藕粉、稀饭、鸡汤、鱼汤等

续表

供皮区护理（图 9-6）	保持敷料的清洁、干燥，切勿自行调整或去除敷料，渗液较多时予以加压包扎并报告医生 下肢供皮者在伤口未完全愈合前，避免下床活动，防肿胀、出血或损伤 半暴露疗法：头皮或其他不易包扎的供皮区术后48～72h渗出基本停止后除去外层敷料，只留内层凡士林纱布，待其自然干燥结痂 告知患者内层敷料切勿撕、扯，让其自行脱落
体位	一般卧床休息 7～10d(下肢 3～4 周) 四肢植皮者，需抬高制动，高于心脏 15°～30°，观察肢端血循环，青紫或苍白时及时报告医生给予处理 颈部植皮术后平卧位肩下垫一软枕，头部后仰制动 腹部、会阴部植皮术后需平卧位，双下肢屈曲外展，排便排尿时做好保护防止污染术区 保护尾骶部皮肤，可垫软枕，并定时按摩，抬臀等，防止压破皮肤
营养护理	提供高蛋白，高维生素，易消化的食物 避免吸烟、饮酒、吃辛辣刺激的食物 必要时予以静脉营养支持，促进皮片成活

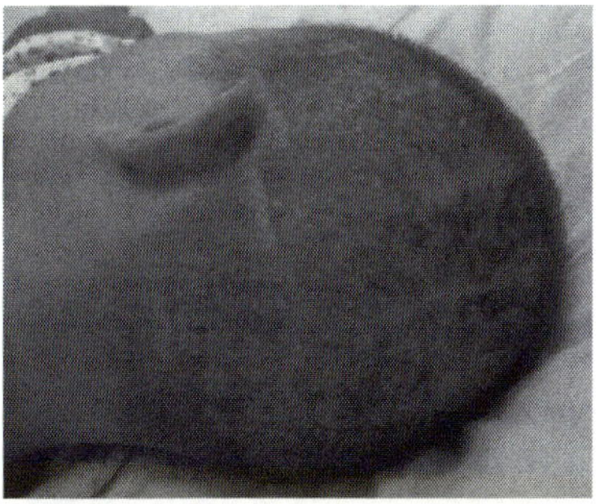

图 9-6 头皮取皮术后(痊愈)

3. 健康指导(表 9-4)

表 9-4　常规护理内容

术后拆线	头颈部:术后 8～10d 拆线 四肢及躯干部:术后 14d 拆线
抗挛缩和防瘢治疗	植皮区和供皮区使用弹力套加压,防瘢痕增生 防瘢药物,如瘢痕贴、抑瘢灵等的使用 颈部植皮患者睡觉时肩下垫一软枕,头向后仰,白天佩戴颈圈,保持颈部过伸位;肢体关节植皮患者术后佩戴塑形夹板,防止皮片挛缩
防止色素沉着	暴露部位(如面部、颈部、四肢等)外出时要做好防晒的准备,可涂抹防晒霜
植皮区的保护	在感觉未恢复以前,防止冻伤,烫伤
功能锻炼	对于手、脚等关节处的手术,术后加强功能训练,保证良好的手术效果

【特别关注】

1. 供受皮区护理。
2. 健康宣教。

第三节　皮瓣移植

【概述】

皮瓣是由具有血液供应的皮肤及其附着的皮下组织所形成的组织块。皮瓣形成与转移的过程中,必须有一部分与本体相连,称为蒂部。在皮瓣转移到另一创面后,暂时仍由蒂部血液循环供应营养,直至与受区建立新的血液循环(图 9-7～图 9-10)。

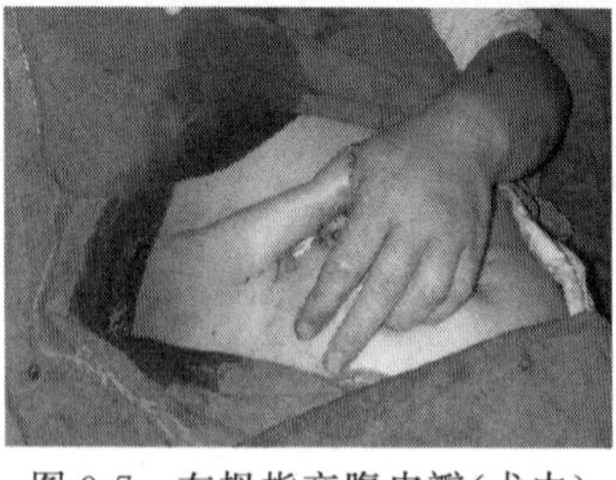

图 9-7　左拇指交腹皮瓣(术中)

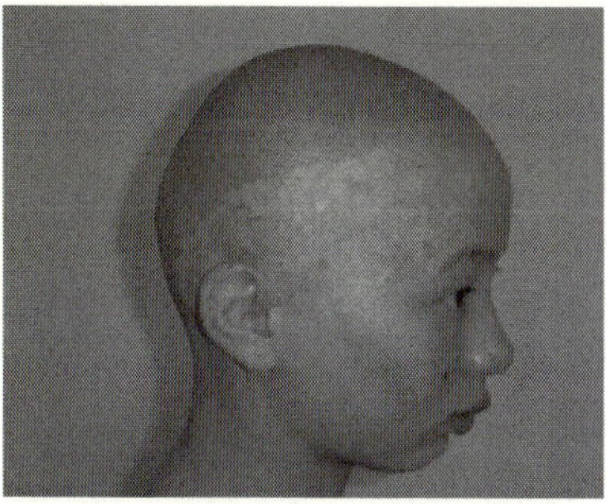

图 9-8 瘢痕性秃发术前

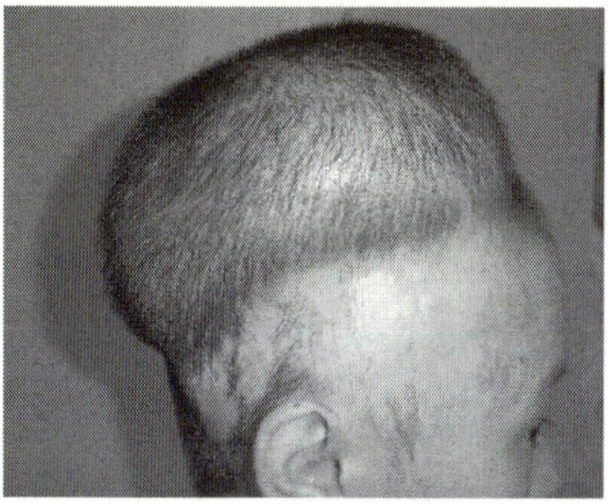

图 9-9 扩张囊注液扩张

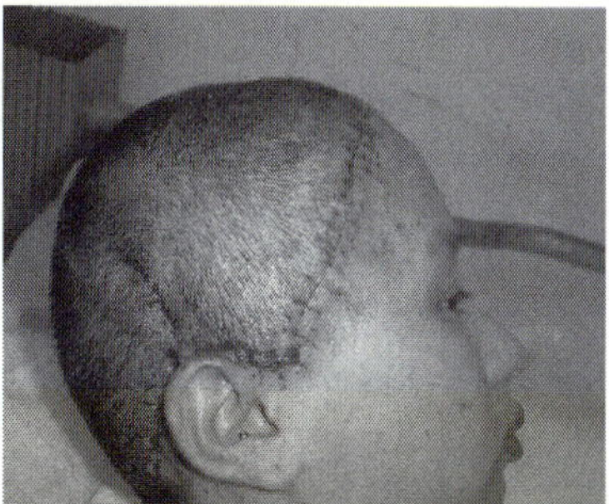

图 9-10 扩张器取出皮瓣修复术后

【适应证】

1. 深部组织外露的创面修复。

2. 营养条件差的创面修复。

3. 对功能或外观要求极高的创面修复。

4. 洞穿性缺损修复。

5. 器官再造。

【皮瓣分类及特点】

皮瓣根据其血液供应类型分为随意皮瓣及轴型皮瓣，其血液供应与营养在早期均依赖于蒂部，与受区重新建立血液循环后才完成皮瓣转移手术全过程。

随意皮瓣内部不含知名动脉供血，其长宽比例视供瓣区部位不同而不同。轴型皮瓣是含有知名动脉（及其伴行静脉）供养的皮瓣，在其血供范围内皮瓣长宽比例不受限制。

【治疗要点】

术前选择根据缺损情况选择供区及皮瓣类型，备皮；无创受区清洁洗涤，有创受区应彻底清除坏死组织。

术后受区应保温制动，防治感染，抬高患肢利于静脉回流；供区预防感染，避免机械性损伤。

对于远位皮瓣转移患者第一次术后应严格制动，保持术区清洁；一般于第一次术后 3 周行第二次手术断蒂，术前应行蒂部血液循环训练，阻断蒂部血液循环 1h 以上皮瓣血液供应不受影响者才能行第二次手术。

【主要护理问题】

1. 皮肤完整性受损　与自体皮片移植取皮有关。

2. 营养失调　与摄入不足和机体能量消耗增加有关。

3. 疼痛　与取皮创面有关。

4. 潜在并发症　皮瓣血运障碍、皮瓣下血肿、感染、皮瓣撕脱等。

【护理目标】

1. 患者供皮区皮肤恢复良好。

2. 患者的营养状况得到改善。

3. 患者的疼痛减轻或消失。

4. 术后未发生相关并发症或并发症发生后能得到及时治疗与处理。

【术前护理措施】

1. 心理护理

(1) 解释手术的必要性、手术方式、注意事项。

(2) 解释手术的相关知识。

(3) 解除患者的心理负担,使患者以稳定的心理状态接受手术。

2. 皮肤准备

(1) 检查皮瓣供区皮肤有无创伤、瘢痕等。

(2) 禁止在供区肢体作静脉穿刺、给药,以避免穿刺及药物对血管造成损伤,进而影响转移、移植术后皮瓣的成活。

(3) 术前清洁手术区域皮肤,备皮时勿刮破皮肤。

3. 适应性训练　术前充分了解患者的手术部位、手术方法、麻醉方式等,评估术后患者体位,如需卧床休息或特殊体位休息,在术前 2～3 天指导患者进行术后固定体位的模拟训练,同时指导患者练习床上大小便,指导患者术后有效咳嗽的方法,以提高术后适应能力,减少术后并发症。

4. 术前常规准备

(1) 完善术前相关检查:大小便、血常规、出凝血、心电图、胸部 X 线检查等。

(2) 较大范围植皮的手术应交叉配血。

(3) 术前行抗生素皮试,术晨遵医嘱带入术中用药。

(4) 术前 8～10h 禁食,4～6h 禁水。

(5) 术晨更换清洁病员服。

(6) 术晨与手术室人员进行患者、药物核对后,送入手术室。

【术后护理措施】

1. 外科术后护理常规(表 9-5)

表 9-5 常规护理内容

全麻术后护理常规	了解麻醉和手术方式、术中情况、切口情况 持续低流量吸氧 持续心电监护 严密监测生命体征
体位	皮瓣远端稍高于蒂部 患处妥善固定制动,保证皮瓣与创面紧贴、不移位 胸部植皮应仰卧,背部植皮应俯卧,必要时睡翻身床 乳房切除植皮后,应将患者上肢固定于躯干旁,以免影响胸大肌活动

2. 供瓣区创面的护理

(1) 保持敷料的清洁、干燥,切勿自行调整或去除敷料,渗液较多时予以加压包扎并报告医生。

(2) 供瓣区采用皮片覆盖者,按皮片移植术后护理。

3. 受瓣区护理(表 9-6)

表 9-6 受瓣区护理内容

皮温的测量	室温保持 22～25℃,正常皮温为 33～35℃ 定时、定位测量皮瓣温度,与健侧皮肤温度对照,手术当日半小时测皮温 1 次,次日每小时 1 次,第 3～5d 每小时 1 次,以后每 4 小时 1 次
皮瓣血运的观察	观察皮瓣颜色、温度、毛细血管充盈度以及有无肿胀
引流管的护理	妥善固定,防扭曲、脱落、折叠等 保持引流通畅,持续低负压吸引 观察引流液颜色、性状和引流量,一般术后 2～3d 拔除

续表

	引流量较多或鲜红色提示有活动性出血，立即通知医生处理。引流量过少，提示引流管打折、贴壁，应分析原因及时处理 告知患者引流管的重要性，切勿自行拔出
防止皮瓣血供障碍	保暖止痛：保持室温 22～25℃或局部用红外线治疗仪照射，必要时遵医嘱使用止痛药 术区局部制动 皮瓣暴露，便于观察，避免敷料、绷带的压迫，特别是吻合血管 静脉输注血管扩张药 避免患侧静脉穿刺、测血压、测体温，避免患侧卧位

4. 健康宣教(表 9-7)

表 9-7 健康宣教内容

心理指导	帮助患者了解康复阶段可能持续数年，应保持良好的心理状态，树立信心 积极面对、主动参与康复治疗及锻炼
防烫伤	向家属或患者解释其创面植皮虽然成活，尚未恢复感觉时，应注意避免烫伤或损伤
防瘢治疗	在四肢、供皮区或植皮区边缘出现瘢痕增生时，可用局部压迫法防治，如用弹力绷带或弹力裤(袖)，使用防瘢药物等瘢痕康复治疗
功能锻炼	解释术后功能锻炼的目的和重要性 术后 1～2 周保持功能位，术后 3～6 个月是瘢痕增生期，可用热敷或弹性压迫，并使用防瘢药物 使用康复治疗仪行功能锻炼，防止肌肉萎缩或皮瓣收缩。康复锻炼从每次 5min 开始逐渐增加到每日 1～2 次，每次不超过 30min，停止锻炼时间最好不超过 2d

【并发症的处理及护理】

并发症的预防及护理见表 9-8。

表 9-8 并发症的预防及护理内容

常见并发症	预防及护理措施
皮瓣血运障碍	保温、扩容、抗凝、镇静止痛、补充血容量等措施改善微循环
	术后正确的固定和制动
	保持室温 22～25℃
	使用红外线治疗仪照射皮瓣区 5～7d
皮瓣下血肿	术前查明患者的出凝血功能
	术中应用可靠的方法止血
	皮瓣缝合后常规放置引流条
	术中和术后遵医嘱应用止血药
	术后发现皮瓣下血肿，应及时拆除缝线，清除血肿，必要时再次手术探查
感染	彻底清创，清除坏死组织
	严格无菌操作
	术后加强观察及护理，早发现、早处理，防止感染扩散
	支持治疗，增强全身抵抗力
	合理应用抗生素
皮瓣撕脱	皮瓣固定良好，制动
	一旦发生皮瓣撕脱应重新手术缝合固定，重新计算断蒂时间

【特别关注】

1. 皮瓣的观察及护理。
2. 供皮区的观察及护理。
3. 并发症的处理及护理。

第四节 筋膜瓣移植

【概述】

筋膜是指皮肤与肌肉之间的结缔组织，由浅筋膜、深筋膜和筋膜隔三部分组成。筋膜瓣移植是在筋膜皮瓣移植的基础上发展出来的，是一种新型组织瓣移植术。

【适应证】

适用于修复重要器官皮肤、皮下组织缺损、器官再造。

【筋膜瓣分类及特点】

筋膜瓣根据其移植的组织成分分为单纯筋膜瓣及复合筋膜瓣，复合筋膜瓣包括筋膜皮瓣、筋膜骨瓣、筋膜肌瓣及筋膜神经复合组织瓣，根据其携带组织不同可修复重建不同的组织器官。筋膜瓣主要有以下优点：

1. 筋膜瓣较薄，移植后外形不臃肿，柔软且弹性好，韧性好，能耐受一定的摩擦力。

2. 筋膜瓣两面均可覆盖创面，可作为凹陷部位及空腔的填充物。

3. 供区范围广，且供区可保留正常皮肤。

4. 筋膜瓣血液循环好，抗感染能力强，临床应用较广，可用于深部结构裸露的组织缺损创面的修复。

5. 筋膜瓣可携带皮肤、肌肉、骨膜、骨块、神经等组织，以修复相应组织的缺损或行器官再造。

6. 转移方式灵活。

【治疗要点】

治疗要点参见本章第二节。

【主要护理问题】

1. 焦虑、恐惧　患者对手术不了解及对手术结果担忧有关。

2. 知识缺乏　患者缺乏手术前后配合的有关治疗、护理、康复知识。

3. 营养失调　与疾病和创面的慢性消耗有关。

4. 疼痛　与手术创伤、伤口包扎、感染等有关。

5. 移植组织坏死、移位或延迟愈合　与感染、血肿、制动不良、营养状况不佳有关。

【护理目标】

1. 患者对麻醉及手术的焦虑、恐惧减轻。

2. 了解有关麻醉及手术前后的配合知识。

3. 患者的营养状况得到改善,创面恢复好。

4. 掌握缓解或减轻疼痛的方法。

5. 伤口愈合良好,移植组织成活良好。

【术前护理措施】

1. 心理护理

(1) 术前给患者讲明手术的目的、手术方式、注意事项。

(2) 使患者对筋膜移植过程及预后有一定了解。

(3) 保持最佳的心理状态接受手术。

(4) 让其充分认识到手术的必要性重要性。

2. 全身情况判断

(1) 择期手术的患者,术前应检查患者的全身情况,有无慢性疾病。

(2) 对年老体弱和长期卧床的慢性病患者进行术前应进行心肺功能测定,必要时术前应用药物调整心、肺、肝、肾等功能,以保证手术顺利进行。

3. 营养　术前纠正营养不良和低蛋白血症,可给高蛋白、高热量、高纤维素的饮食。对进食困难者可采取管饲或胃肠外营养支持。

4. 术前常规准备

(1) 术前行抗生素皮试,术晨遵医嘱带入术中用药。

(2) 协助完善相关术前检查:心电图、胸部X线片、出凝血试验,必要时备血等。

(3) 术后需严格卧床,局部制动,术前有意识的进行卧位练习,并训练在床上使用大小便器。

(4) 术前1d进行备皮,备皮的范围超过手术区20cm。

(5) 术晨更换清洁病员服。

(6) 术晨与手术室人员进行患者、药物核对后,送入手术室。

(7) 麻醉后置尿管。

【术后护理措施】

1. 外科术后护理常规(表 9-9)

表 9-9 常规护理内容

全麻术后护理常规	了解麻醉和手术方式、术中情况、切口情况
	持续低流量吸氧
	持续心电监护
	严密监测生命体征
体位	术后绝对卧床休息
	抬高患肢,置于 30°位置,消除患肢肿胀
疼痛护理	评估患者疼痛情况
	遵医嘱给予镇痛药物
	提供安静舒适的环境
伤口的观察及护理	观察伤口有无渗血渗液,否则应及时通知医生并更换敷料
	防止敷料松脱及污染
	在胸壁和腹壁缺损修补时,注意避免胸、腹腔压力增高的因素
	手部肌腱或上睑提肌腱修复时,嘱其术后早期即适当活动,以防粘连

2. 供筋膜区的护理　术后供区应压力包扎,卧床 3～5d,防止血肿和肌疝。

3. 健康宣教

(1) 注意保护受区和供区,保持清洁,避免受伤。

(2) 引导家属科学照顾受术者并理解其心理需求。

(3) 制定功能锻炼计划。

(4) 宣教后期可能出现的并发症(如瘢痕增生)及预防措施,以利早期诊治。

(5) 嘱其定期随诊。

【特别关注】

手术部位及供筋膜区的观察及护理。

第五节　肌皮瓣移植

【概述】

肌皮瓣是利用身体某部分肌肉连同其浅面皮肤及皮下组织一同切取形成的复合组织瓣。与皮瓣及筋膜瓣一样，肌皮瓣也具有一蒂部与本体相连，保留有主要营养血管，作为其转移后早期的血液供应来源。

【适应证】

肌皮瓣移植适用于较多组织缺失的创面缺损修复及肌肉功能重建。

【肌皮瓣分类及特点】

肌皮瓣根据其切取方式分为带蒂肌皮瓣、岛状肌皮瓣及吻合血管游离移植的肌皮瓣。

1. 肌皮瓣优点

(1) 肌皮瓣组织量大，对局部组织缺损充填作用明显。

(2) 肌皮瓣血液供应好，抗感染能力强，可改善局部血液循环。

(3) 可重建肌肉功能。

(4) 身体几乎所有部位均可形成肌皮瓣。

2. 肌皮瓣移植术的缺点　供区可能出现凹陷畸形，或导致肌力减弱。

【治疗要点】

治疗要点参见本章第二节。

【主要护理问题】

1. 焦虑与恐惧　担心手术及效果有关。

2. 营养失调　与基础代谢降低、伤口处丢失蛋白有关。

3. 疼痛　与手术创伤有关。

4. 潜在的并发症　皮瓣血运障碍、皮瓣下血肿、皮瓣(或皮管)撕脱、皮瓣(或皮管)感染等。

【护理目标】

1. 患者的焦虑和恐惧感减轻，配合治疗和护理，表情平静。

2. 患者的皮瓣保持充足的灌注量，皮瓣的颜色、温度正常。

3. 患者营养状况得到改善，伤口恢复良好。

4. 患者的疼痛减轻或消失。

5. 患者无并发症发生或并发症能及时发现与处理。

【术前护理措施】

1. 心理护理

(1) 术前讲明手术的目的、手术方式以及注意事项等，取得患者的配合和理解。

(2) 耐心介绍整形美容的新信息、新技术。

(3) 告知手术成功病例，缓解患者紧张情绪，使患者对肌皮瓣移植过程及预后有一定了解。

(4) 鼓励患者家属和朋友给予关心和支持，让其保持最佳的心理状态接受手术。

2. 全身情况判断

(1) 择期手术的患者，术前应检查患者的全身情况，有无慢性疾病。

(2) 对年老体弱和长期卧床的慢性病患者术前应进行心肺功能测定，必要时术前应用药物调整心、肺、肝、肾等功能，以保证手术顺利进行。

3. 营养

(1) 术前纠正营养不良和低蛋白血症，可给高蛋白、高热量、高纤维素的饮食。

(2) 对进食困难者可采取管饲或胃肠外营养支持。

4. 病情观察

(1) 观察生命体征。

(2) 观察供区和受区局部皮肤有无炎症或破损。

5. 术前常规准备

(1) 术前行抗生素皮试，术晨遵医嘱带入术中用药。

(2) 协助完善相关术前检查：心电图、胸部 X 线片、出凝血试验，必要时备血等。

(3) 术前有意识的进行皮瓣移植后特殊体位练习，并训练在床上使用大小便器。

(4) 术晨进行备皮，备皮的范围超过手术区 20cm。

(5) 术前 8～10h 禁食、4～6h 禁饮。

(6) 术晨更换清洁病员服。

(7) 术晨与手术室人员进行患者、药物核对后，送入手术室。

【术后护理措施】

1. 外科术后护理常规(表 9-10)

表 9-10 常规护理内容

全麻术后护理常规	了解麻醉和手术方式、术中情况、切口情况
	持续低流量吸氧
	持续心电监护
	严密监测生命体征
病室要求	安静、舒适，室温 22～25℃，湿度 60% ～70%
	病室定时通风换气，每日用多功能动态灭菌机消毒 1 次，每次 2h
	局部用远红外线持续照射，与皮瓣距离 50cm
	室内严禁吸烟，减少陪护人员及探视人员
体位	术后绝对卧床休息
	抬高患肢，置于 30°位置，消除患肢肿胀
疼痛护理	评估患者疼痛情况
	遵医嘱给予镇痛药物
	提供安静舒适的环境
基础护理	做好尿管护理、定时翻身、患者清洁卫生等工作

2. 肌皮瓣的观察及护理(表 9-11)

表 9-11 肌皮瓣的观察及护理

皮瓣的颜色	皮瓣颜色与供皮区颜色基本一致，有些病例术后 1～2d 内稍显苍白，多属正常现象，应结合其他征象加以判断

续表

	若皮瓣颜色变暗，发绀，则说明静脉淤血 若皮瓣颜色呈灰白色，则提示动脉缺血，应及时探查
皮瓣的温度	皮瓣移植术后 2～3h 皮瓣温度略低于健处皮温 1℃，以后逐渐升高与健处相等或略高 1～2℃ 保暖：冬季皮瓣表面覆盖棉垫，以红外线治疗仪距离 50cm 照射加温，维持正常的血液循环 如温度过低，加上颜色变化（暗紫或灰白）应及时处理
皮瓣的皮纹	皮瓣表面应有正常皮纹皱褶，皮纹消失，皮瓣肿胀提示血管危象
皮瓣的质地	皮瓣移植后仅有轻度肿胀，如皮瓣区域的明显肿胀，质地变硬时，警惕血管危象的发生应予以处理
毛细血管充盈反应	术后 24h 内每 30 分钟观察 1 次；以后每 1～2h 1 次 方法：采用示指和拇指腹捏、挤皮瓣，用力均匀，其颜色变苍白，去除外力后，皮瓣 1～3 秒恢复正常色泽。超过 30 秒恢复者为毛细血管充盈慢，1 分钟后不能恢复者，提示血管危象发生。要及时报告医生，及时处理，并做好记录
针刺出血试验	对一些颜色苍白，无法马上判断是否为动脉堵塞所致时，可用此法 方法：医生在无菌状态下进行 5 号针头刺入皮肤深达 5cm，拔起后轻挤周围组织，如见鲜红血液流出，提示小动脉供血良好，否则提示动脉危象

3. 用药护理

(1) 常规抗凝、抗血管痉挛及抗炎治疗，遵医嘱严格定时、定量、准确执行。

(2) 扩血管药物的应用：速度宜慢，输注时应密切观察患者的反应，有不适时及时处理。

4. 饮食的护理

(1) 应多食高营养、高维生素、高蛋白、易消化、刺激性小、清淡的饮食，以增强机体的抵抗力，促进伤口的愈合。

(2) 多吃新鲜蔬菜、水果，预防因卧床时间较长而致便秘的发生。

5. 健康宣教(表 9-12)

表 9-12 健康宣教

拆线	手术后 10～14d 拆线
心理康复指导	帮助患者了解康复阶段可能持续数年，应保持良好的心理状态，树立信心，积极面对、主动参与康复治疗及锻炼
功能锻炼	指导患者进行患肢的功能锻炼，促进应有生理机能的恢复 康复锻炼：从每日一次，每次 5min 开始，逐渐增加到每日 1～2 次，每次不超过 30min 中途停止锻炼时间最好不超过 2d
感觉恢复	皮瓣术后感觉恢复需 3～6 个月 此期间皮瓣感觉迟钝，应防烫伤、冻伤等
防瘢治疗	在四肢、供皮区或植皮区边缘出现瘢痕增生时，可用局部压迫法防治，如用弹力绷带或弹力裤(袖)，配合防瘢药物等瘢痕康复治疗

【并发症的预防及护理】

并发症的预防及护理见表 9-13。

表 9-13 并发症的预防及护理

常见并发症	预防及护理
皮瓣血运障碍	术前正确选择和设计皮瓣，严格无菌操作 保温、止痛、补充血容量等措施改善微循环 术后固定、制动、充分引流
皮瓣下血肿	术前尽量查明有无出血倾向 术中彻底止血 预防性用维生素 K_1 及酚磺乙胺 一旦发现血肿应立即拆除缝线、清除血肿

续表

常见并发症	预防及护理
皮瓣(或皮管)撕脱	皮瓣固定良好,制动 一旦发生皮瓣撕脱应重新手术缝合固定
皮瓣(或皮管)感染	增加全身抵抗力,合理使用抗生素 对失活组织彻底清除 严格执行无菌操作

【特别关注】

1. 皮瓣的观察及护理。
2. 并发症的处理及护理。

【前沿进展】

皮片移植除可使用自体皮片外,尚包括同种异体皮片、异种皮片,但免疫排斥反应至今仍是亟待解决的一大难题。近年来,有学者使用异体或异种去细胞真皮移植治疗创面,取得了较为满意的结果,但其表面仍需自体刃厚皮覆盖。

自 1975 年上皮细胞培养扩增技术发展后,组织工程人工皮研究即开始发展。目前,运用组织工程技术培养真皮成纤维细胞、上皮细胞,乃至制作类似表皮-真皮双层结构的人工皮肤,用于人体创面修复已经取得成功,国内外均见报道。但组织工程皮肤尚欠缺皮肤的其他功能,包括感觉、体温调节及毛发生长等,研究仍需继续深入。

(黄建琼)

第十章 角膜移植患者的护理

【概述】

角膜移植是器官移植和组织移植的组成部分，通过去除混浊的病变角膜，使用健康的同体或异体的透明角膜植片覆盖于原位，来提高视力的一种手术方式。

角膜病是我国的主要致盲病之一，角膜疾病主要有炎症、外伤、变性、营养不良、先天性异常和肿瘤等。在许多角膜病盲人中，公认最有效的治疗方法是角膜移植术。自 1931 年 Filatov 首创用尸眼角膜作为供体进行角膜移植手术取得较好的临床效果后，角膜移植成功率最高的器官移植手术。

【角膜的解剖】

眼球的最外层由纤维组织构成，具有维持眼球形态和保护眼内容物的作用。角膜位于眼球前极中央，略向前突，约占整个眼球外壁的前 1/6，是一层透明无血管组织，具有屈光、透光的功能。一般情况下，角膜呈横椭圆形，横径约 11.5～12mm，垂直径约 10.5～11mm。角膜的曲率半径，前表面约 7.8mm，后表面约 6.8mm。角膜的厚度，中央部约 0.5～0.55mm，周边部约 1mm。临床上把角膜分为四个区域，从内到外分别为中央区、旁中央区、周边区和角膜缘区。

1. 角膜的组织学分层　在组织学上，角膜分为 5 层，从外到内分别为上皮层、前弹力层、基质层、后弹力层和内皮层。

(1) 角膜上皮层：是一种非角化的鳞状上皮，共 6～8 层，厚度约 50～52μm，表面光滑、湿润，含有丰富的神经纤维，可保持角膜的湿润，并防治病原体的侵入。上皮层可分为三种不同形态的细胞，表面 1～3 层为鳞状上皮，中间 1～3 层为翼状细胞和基底的单层核状细胞。表层细胞的表面有微绒毛和网状微皱襞，具有支撑和稳定泪膜的作用。上皮层和前弹力层之间有一层基膜，由基底细胞分泌产生，由纤维联结蛋白和纤维蛋白组成，胚胎时期形成，后天分泌极低，但持续终生。由于上皮层细胞排列整齐，易与前弹力层分离(图 10-1)。

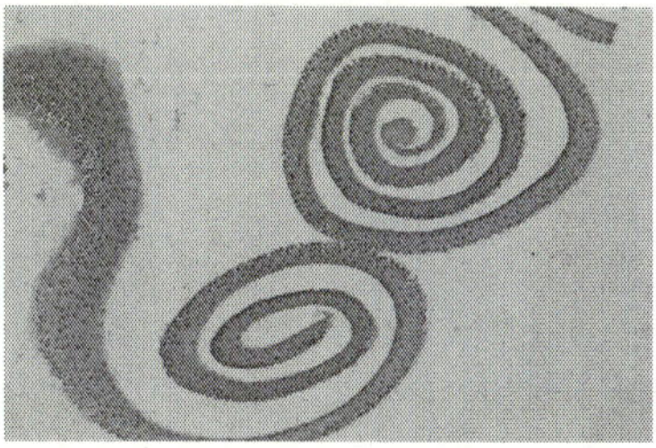

图 10-1 角膜上皮：向内皮面卷曲

(2) 前弹力层：即 Bowman 膜，由无定向排列的胶原纤维和氨基葡聚糖构成，厚约 8～14μm，无细胞成分，均质透明，三叉神经末梢的无髓鞘纤维穿过该层，直至上皮层表面。胶原纤维出生于胚胎期形成，出生后受到损伤不能再生。目前，Bowman 膜的功能尚在研究中。

(3) 基质层：厚约 500μm，约占角膜总厚度的 90%，由 200～250 层胶原纤维板构成，交错排列，每层纤维板又由许多平行排列、直径相同的胶原纤维组成，其间有少量角膜细胞和游走细胞，并有黏蛋白和糖蛋白填充。角膜基质细胞合成和分泌纤维，在正常情况下，处于脱水状态，但在发育和修复时，分泌和合成胶原与介质的能力增强。

(4) 后弹力层：又称 Descemet 膜，是角膜内皮的基膜，由内皮细胞合成并在基底细胞表面聚集，周边止于 Schwalbe 线。成年人厚约 12μm，为坚韧的均质透明膜，对眼内压有很好的韧力抗性。后弹力层对细菌和细胞有很强的抵抗力，对胶原酶的抵抗力比基质层更强，连新生血管也难以穿过。

(5) 角膜内皮层：由扁平、规则的六角形细胞构成，细胞顶部朝向前房，基底朝向后弹力层。每个细胞厚约 5μm，直径 15～30μm，细胞之间具有紧密连接。内皮细胞表面具有少量纤毛和较多微绒毛，胞内细胞器丰富，能不断进行蛋白合成。正常人角膜内皮细胞数量随年龄增长而下降，细胞面积和多形性也与年龄称正相关。因内皮细胞不能再生,损伤修复只能靠细胞分布的改变来实现。

2. 角膜缘　是角膜和巩膜的移形区。由于透明的角膜嵌入部透明的巩膜内,并逐渐过渡到巩膜,所以在眼球表面和组织学上没有明确的分界线,角膜缘在解剖上是前房角和房水引流系统的所在部位,临床上又是许多内眼手术切口的标志部位,组织学上还是角膜干细胞的所在部位,因此十分重要。一般认为,角膜缘前界为连接角膜前弹力层止端和后弹力层止端的平面,后界定位于经过房角内的巩膜突或虹膜根部并垂直于眼表的平面,宽约 1.5～2.5mm(图 10-2),并且各个象限不同。在外观上,角膜缘部可见各约 1mm 宽的前部半透明区,即从前弹力层止端到后弹力层止端,以及后部的白色巩膜区,即后弹力层止端到巩膜突或虹膜根部,包含由小梁网和 Schlemm 管等组织结构。

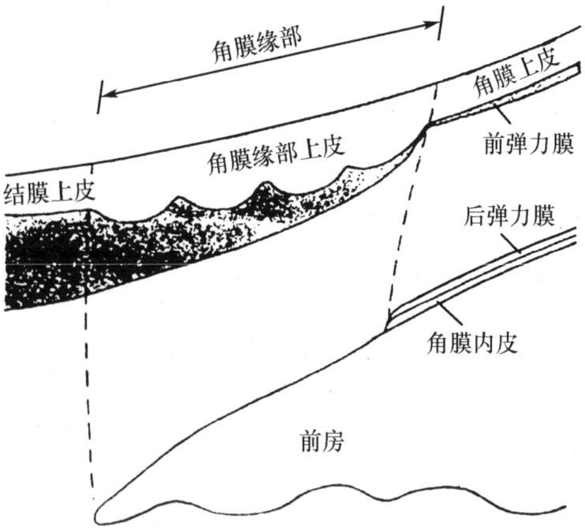

图 10-2　角膜缘结构示意图

3. 角膜的神经　角膜有两种主要的神经支配,正常神经纤维来自三叉神经节眼支,其节细胞位于三叉神经节内,交感神经的神经体位于颈上神经节内。位于三叉神经节的鼻睫状神经,在神经节的中上缘离开，经眶上裂进入眶内，在该处向下偏颞侧，相当于视神经的顶端，抵达上致肌。在进入巩膜之前，鼻睫神经分出 1～3 根长睫状神经，在距视神经几毫米处穿入巩膜，沿巩膜内面行进，在脉络膜上腔经数次分叉，形成一疏松网络。长睫状神经和短睫状神经的轴突在脉络膜上腔可能交错，当这些眼内支抵达角巩膜缘时，已多大 12～16 根神经分支，其中含有肾上腺素能神经纤维(交感神经纤维)与感觉神经纤维，它们呈环形分布，支配角膜缘周围的结膜及该处的角膜上皮。在角膜缘进入角膜之以后，神经干呈放射状穿过角膜基质中的 1/3，向前继续分叉，形成密集的上皮下神经丛，继而穿过前弹力层，终末支到达角膜上皮。

穿透性角膜移植术后，角膜植片神经可以有限的恢复，垂直能穿越穿透性切口的瘢痕，但是神经的密度和感觉的恢复即使在术后数年，也不可能完全达到健眼的水平。角膜表层镜片术和穿透性角膜移植术后也会有供体神经纤维长入植片，感觉随时间延长也有恢复，但在术后 1 年至更长时间，仍然达不到正常眼的水平。

【角膜的生理】

1. 角膜的生理概述　角膜前表面＋48.8D，后表面－5.8D，总屈光力＋43.1D，相当于 43.1D 的凸透镜。角膜组织结构排列规则有序，无血管、内皮细胞泵的作用，神经末梢无髓鞘、泪膜的高渗状态等维持透明性。角膜富含感觉神经，属于三叉神经的眼支，通过睫状后长神经支配，神经末梢在角膜内脱髓鞘，从前弹力层后分之进入上皮细胞层，因此感觉十分敏锐，具有良好的自我保护和修复特性。角膜的营养代谢主要来自房水、泪膜和角膜缘血管网。上皮细胞和内皮细胞的氧供主要来自泪膜和房水。能力代谢主要依赖于葡萄糖代谢，大部分通过内皮细胞从房水中获取，约 10％来源于泪膜和角膜缘血管供给。完整的角膜具有二相性，角膜上皮容许脂溶性的物质穿过，基质之容许水溶性的物质穿过，所以药物要穿过角膜，必须同时具备水溶性和脂溶性。

2. 角膜的再生及各层的作用

(1) 角膜上皮是复层扁平上皮，约 5～7 天更新一次。最表面为两层扁平细胞，由上皮基底细胞向表面化生移行而成，是角膜基质层与外界环境之间的屏障，上皮细胞间的紧密连接具有半透膜功能和较高的抵抗能力，能阻止泪液向角膜基质渗透。屏障功能是一个复杂的多因素参与的生理过程，角膜上皮表层细胞依靠上皮基底细胞的转化维持脱落更新。子细胞的基底细胞上移分化为翼状细胞，继而再次分化最终形成表层鳞状细胞。细胞间通过桥粒相互连接，并有缝隙连接可进行细胞交流。除有丝分裂以外，角膜缘干细胞分化形成基底细胞，移行以维持角膜上皮完整性，且每周以 120μm 的速度移行。因此，角膜上皮再生能力强，在细胞的不断转化和移行与不断的脱落过程中的动态平衡来维持，损伤后较快修复且不遗留痕迹，如累及到上皮细胞的基膜，则损伤愈合时间将大大延长。另外，表面的微绒毛和滤膜维持了角膜上皮细胞的光滑湿润，为角膜表面提供理想的光学界面。

(2) 前弹力层：是胚胎期由基质中角膜细胞分泌形成，损伤后不能再生。

(3) 角膜基质主要由Ⅰ型胶原纤维和细胞外基质组成，基质损伤后，组织修复形成的胶原纤维，其直径和纤维之间间隙改变，失去原先的交联结构，形成瘢痕。角膜基质规则有序的排列可使 98％的入射光线通透。当屏障或内皮的泵功能遭到破坏，基质会出现水肿。角膜基质环境中有胶原、盐类及糖蛋白，这些物质对泪液及房水都呈高渗并参与角膜基质水分的形成，如内皮功能破坏，房水即可深入基质，迅速出现基质水肿。伴随上皮或内皮功能破坏及基质水肿，糖蛋白会丢失。角膜移植术前在眼库保存液中保存 15 天的角膜材料，如果上皮和内皮均完好，糖蛋白丢失很少；如果上皮或内皮受到损伤或刮除，则有大量糖蛋白流入保存液中。临床上如发现角膜植片厚度的增加，应考虑同时存在基质糖蛋白的丢失，要是水肿消退，必须重建上皮和内皮功能，使主动运转机制恢复，才能消除水肿。

(4) 角膜后弹力层由内皮细胞分泌形成，系Ⅵ型胶原纤维，富有弹性，抵抗力较强，与基质层联系疏松，损伤后由内皮细胞分泌再生，且出生时较薄，随年龄增长增厚。

(5) 角膜内皮为单层内皮细胞，是离子主动转运的主要屏障，是主动液泵的所在位置。一般认为，人类角膜细胞出生后不能再生，其衰老和受损死亡细胞留下的位置，靠邻近内皮细胞的扩大和移行来填补。由于各种原因使损伤超过一定限度，通过扩大、移行也不能填补时，不能形成完整的单层细胞，可使水分子进入基质，引起角膜水肿，并体现于角膜厚度的增加。

相邻细胞之间的连接复合体(junctional complex)形成完整的生理学界面，阻止房水中的胶体物质进入角膜基质，具有角膜一房水屏障功能。内皮层缝隙连接的存在，是形成内皮对抗溶质渗透屏障的主要所在部位。角膜内皮是主动液泵的所在位置，能主动泵出水分、维持角膜相对脱水状态。这是一个消耗能量的过程。实验证明，没有内皮的离体角膜在内皮灌注液中必须有葡萄糖才能维持角膜厚度，葡萄糖来源主要从房水中获得。内皮细胞约 100 万个，随年龄增长而减少；且几乎不进行有丝分裂，损伤后主要依靠邻近细胞的扩张和移行来填充缺损，若损伤过多，则失去代偿功能，发生角膜水肿和大泡性角膜病变，广泛的内皮损伤所导致的角膜基质水肿是严重而持久的。

正常人角膜由于其胶原纤维的黏多糖固有的水化作用而产生一种吸入压，这种压力的内皮屏障功能主动液泵功能不停地将基质中的水分泵回前房保持动态平衡，以保持角膜基质内含湿量的恒定。同时，这种平衡还会受到眼压的影响。当眼压增高时，内皮的主动液泵功能也必须相应增加，当眼压的增高越过了内皮的液泵代偿功能时，角膜基质内就会有多于水分潴留，这也是临床上高眼压引起角膜水肿的原因。

【角膜移植的适应证】

1. 穿透性角膜移植术的适应证

(1) 角膜严重感染或穿孔：原则上应把手术控制在炎症静息期。因为感染的炎症期，尤其是单疱病毒性角膜炎活动期，手术难度大，风险高，并发症多，若同时植片直径大，术后的免疫排斥反应会明显增加。但是，当角膜化脓性感染(图 10-3)用药物治疗无效时，可以先行穿透性角膜移植术(图 10-4)，或角膜穿孔经药物治疗前房形成不佳时也可考虑手术治疗。此阶段的手术非增视目的，仅仅为了保留眼球结构，术后可能出现免疫排斥反应，新生血管生长，角膜迅速混浊，可于观察病情稳定后二期进行以提高视力为目的的穿透性角膜移植。

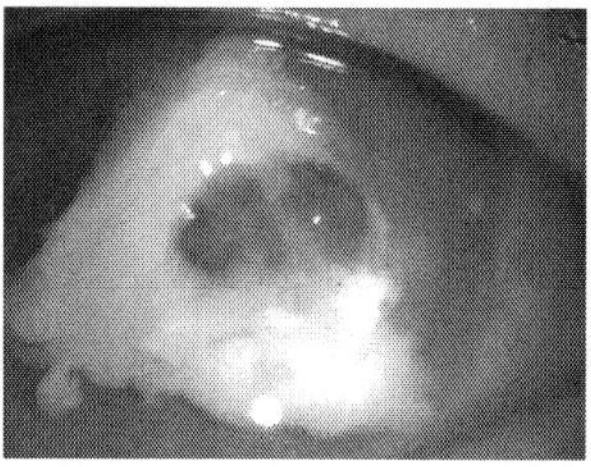

图 10-3 化脓性感染、角膜溃疡

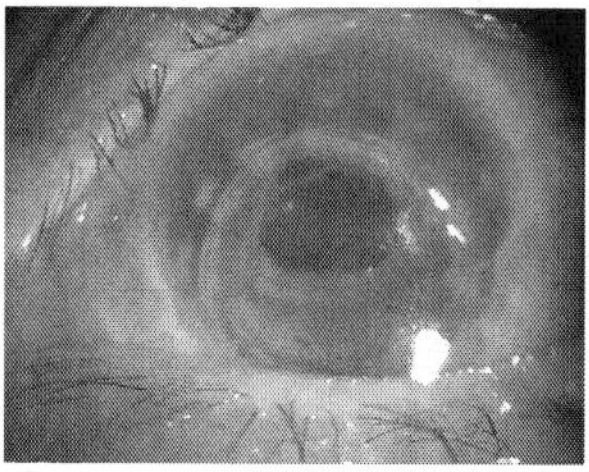

图 10-4 角膜溃疡行穿透性角膜移植术后

(2) 角膜化学伤：化学伤(图 10-5)早期一般不主张性穿透性角膜移植术，可首先进行抗炎抗感染、组织保护和抗凝处理后先期行羊膜覆盖，防治角膜组织进一步溶解坏死，保存眼球原有结构。待观察稳定后，二期行穿透性角膜移植术。由于化学伤行角膜移植术后(图 10-6)免疫排斥反应高，有研究报告其几率可高达 70%，属于高危角膜移植范围。因该手术目的为增加视力，因此要求泪液分泌正常，眼表功能稳定，角膜缘干细胞功能正常，能维持正常眼表的稳定，眼压正常，视网膜功能正常。既往对严重化学伤患者，先行板层移植，再二期行穿透性角膜移植，经随访发现，植片均因免疫排斥发生角膜混浊。现在的技术不断改良用以解决这些问题。对角膜内皮仍能代偿者，先通过带新鲜上皮的异体角膜板层移植，联合自体或异体角膜缘干细胞移植，有时还需要羊膜移植来辅助重建眼表，术后常规应用免疫抑制剂。之后，待眼表稳定 3～6 个月，再次行穿透性角膜移植术可有效提高视力。若角膜内皮已被判定完全破坏或失代偿者，自体或异体干细胞移植，联合穿透性角膜移植，只要免疫抑制控制得当，植片透明率较既往明显增高。国内也有研究认为，在高危移植时，眼内给药可能抑制移植术后免疫排斥。对有大量角膜新生血管形成或假性翼状胬肉覆盖、眼压未得到控制、光感定位不准确或电生理检查明显异常的患者，已不考虑行穿透性角膜移植术。

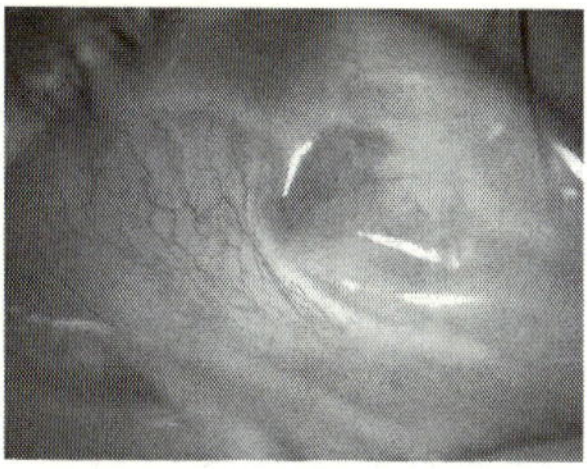

图 10-5 酸烧伤

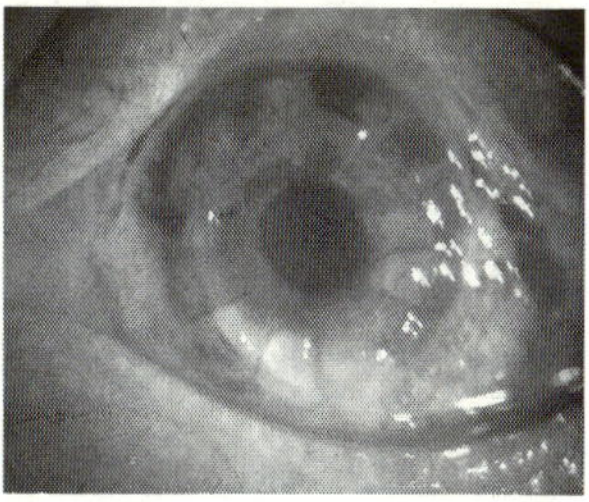

图 10-6 酸烧伤移植术后

(3) 角膜瘢痕：细菌、真菌和病毒感染后形成的角膜瘢痕，在病情稳定后 3～6 个月可进行穿透性角膜移植术以改善视力。在此期间，炎症吸收、组织修复，水肿消退，瘢痕形成，病灶直径缩小到最小程度，视力可能有所恢复。因此，需避免过早手术给患者带来不必要的损失。最终形成的瘢痕是否需要角膜移植，首先要看瘢痕的面积和愈合深度，是云翳、斑翳或是白斑(图 10-7、图 10-8)，还需要参考患者当前视力以及是否是单眼。如果术前视力高于 0.3 低于 0.5，基本不需要考虑移植手术，高于 0.1 低于 0.3 则需要慎重考虑，低于 0.1 则可以考虑手术解决。如果患者为单眼或全身条件较差，则需要根据具体情况选择是否手术并征求患者本人意见。对单疱病毒性角膜炎的炎性瘢痕，在炎症静息后才可实施手术，以防复发而失去手术机会。

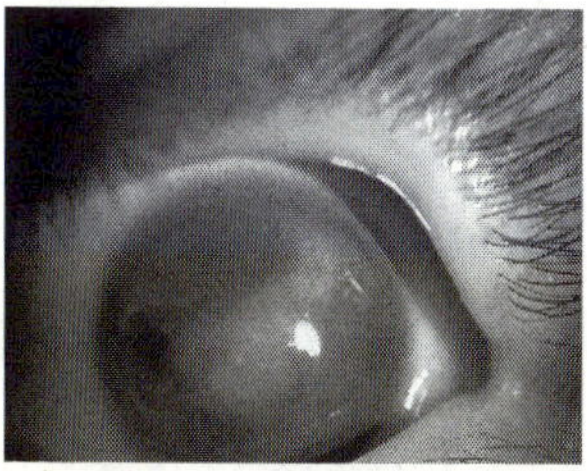

图 10-7 角膜白斑

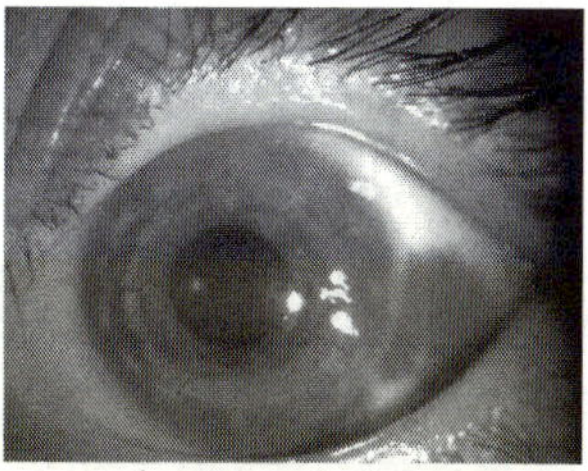

图 10-8 角膜白斑移植术后

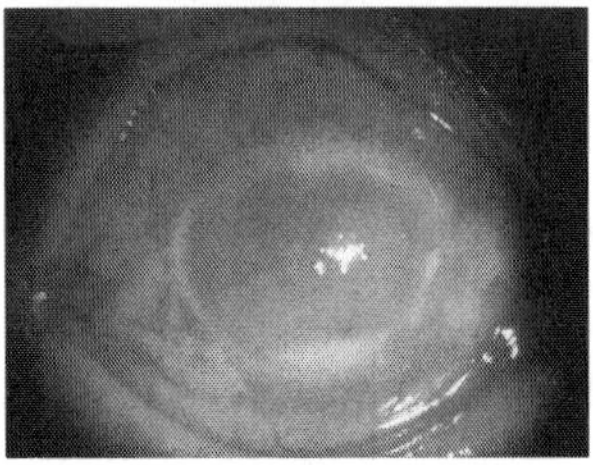

图 10-9　大疱性角膜病变

（4）角膜内皮功能失代偿：角膜内皮细胞具有主动泵的功能，可以维持角膜正常的生理脱水状态；当内皮细胞密度降低，功能异常或失代偿时，可表现为角膜基质水肿、上皮水疱、当水疱破裂时患眼刺痛难忍，临床上被诊断为大疱性角膜病变（图 10-9），最常见于白内障手术引起的内皮损伤、严重化学伤或误将药物注入前房等原因，当角膜水肿，厚度＞620μm，且 1～3 个月内不能恢复透明，任何药物或羊膜覆盖治疗均难奏效时，应行采用穿透性角膜移植手术。Fuch 角膜营养不良体现为角膜内皮的进行性损害，属常染色体显性遗传，晚期表现为上皮水疱和不同程度的水肿，组织病理可见 后弹力层散在的灶性增厚。闭角性青光眼和糖尿病患者，晚期均出现内皮细胞密度变化和功能障碍，如出现其他内眼病变需再次手术，发生内皮失代偿的机会就会明显增加，此时最佳治疗方法就是穿透性角膜移植。

（5）角膜变性：发生于先天正常的组织，由于角膜本身病变引起继发性组织损害。角膜变性（图 10-10）多于中年发病，常先期患有炎症性角膜病变，进展缓慢，最终引起视力损害。对于严重的角膜变性，用药或一般处理不能解决时，最终通过穿透性角膜移植，达到增视的目的。

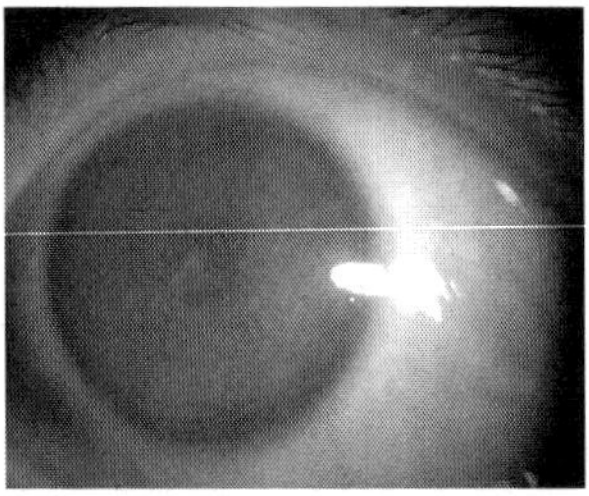

图 10-10　角膜变性

（6）与遗传有关的角膜病：先天性角膜发育异常，如先天性角膜混浊、硬化性角膜等，应在发生弱视之前手术；角膜营养不良是与遗传相关的基质变性，在视力低于 0.1 时可考虑性穿透性角膜移植手术。

圆锥角膜（图 10-11、图 10-12）也是一种临床可见的先天性角膜发育异常，双侧发病，体现于旁中央区变薄，局限性角膜圆锥样隆起和角膜扩张。可引起角膜严重散光，视力持续下降。地形图上表现为局部角膜曲率异常增高，也有的在常规 Topolyzer 上表现正常，Obscan 地形图上体现为角膜后表面增高，曲率大于正常。早期可通过佩戴硬性角膜接触镜矫正，若持续发展，可在完成期考虑手术。

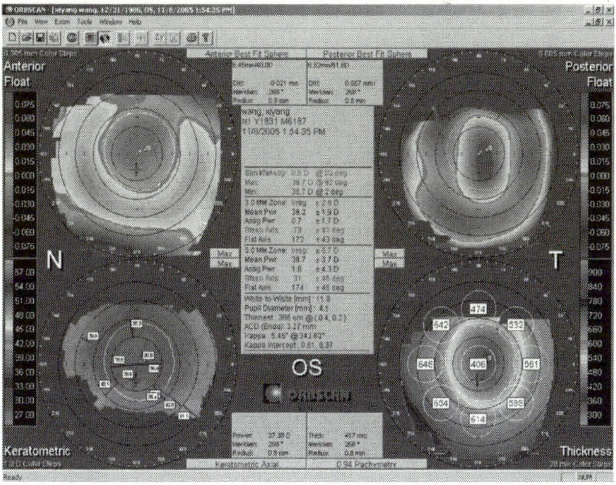

图 10-11 圆锥角膜地形图

(7) 再次穿透性角膜移植：穿透性角膜移植本身是该手术的原因之一，尤其在欧美地区更上升为主要原因，且呈现增长趋势并成为该手术的首要适应证。由于角膜移植手术日趋成熟，技巧不断提高，保存液的改进以及免疫抑制剂的开发应用使手术成功率大大增加，随着手术量的增大，免疫排斥反应和单疱病毒性角膜炎复发等一些难以避免的并发症造成手术失败者数量也会增加，再次手术成为穿透性角膜移植的主要适应证之一。

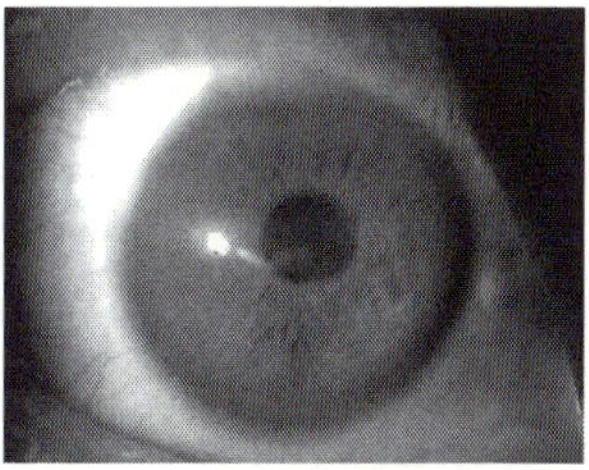

图 10-12 圆锥角膜

(8) 其他：如角膜破裂伤、角膜血染、化学染色、热灼伤，以及因角膜透明度影响到内眼复明手术时，需行穿透性角膜移植术。

2. 板层角膜移植术的适应证　板层角膜移植术是临床常见的治疗性角膜手术，分全板层移植和部分板层移植。近5年来，用板层移植手术治疗真菌性角膜炎的病例大大增加，并开展了一批深板层角膜移植治疗除角膜内皮营养不良以外的各种角膜营养不良取得较好的手术效果。

(1) 圆锥角膜：主要是增视性穿透性角膜移植，但在进行期，尤其是角膜曲率<55D时，可以行角膜表层镜片术，压平角膜，改善曲率，提高视力；也可通过深板层角膜移植治疗无瘢痕的早、中期圆锥角膜，经移植治疗后75%可获得视力改善。

(2) 角膜外伤性瘢痕和多发异物：角膜因外伤形成的瘢痕，累及角膜全厚的1/2，用准分子激光PTK治疗难以达到切削目的，又非全层瘢痕且角膜内皮细胞大致正常，行角膜板层切除瘢痕，再用车床切削制作的板层植片进行移植，可提高视力。因外伤造成的角膜多发异物若达深层角膜，则难以取出，可考虑行板层角膜移植术。

(3) 角膜变性和营养不良：主要应用于边缘性角膜变性，该病往往因病变区角膜基质变薄，形成高散光，或局限性角膜葡萄肿，必须进行半月形或环形角膜移植。角膜基质营养不良，如颗粒状角膜营养不良或斑块状可根据病情采取板层或深板层角膜移植，可取得较好疗效。

(4) 先天性角膜异常：先天性角膜肿瘤常见于儿童的角膜皮样瘤(图10-13、图10-14)，单纯切除往往疗效较差，应彻底切除病变组织，联合板层角膜移植。

(5) 角膜化学伤：受伤早期，如果角膜组织自溶或糜烂，或伴有角膜缘干细胞损伤，常需要行新鲜角膜上皮联合板层角膜移植，同时做自体或异体角膜缘干细胞移植术。晚期如果有新生血管长入形成假性胬肉，造成明显的眼表异常，应先做角膜板层和上皮移植联合干细胞移植，重建眼表后再决定是否二期行增视性穿透性角膜移植。对眼部烧伤造成的重度睑球粘连，可行板层移植联合穹隆成型术。

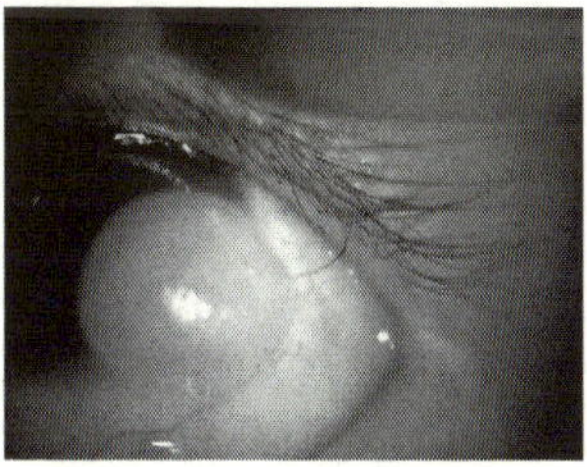

图 10-13 角膜皮样瘤

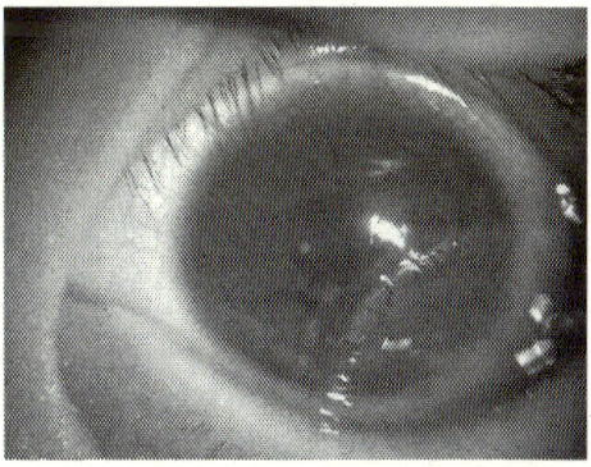

图 10-14 角膜皮样瘤术后

(6) 角膜免疫性疾病:常见的有蚕食性角膜溃疡,本病早期应用免疫抑制剂疗效不佳,或病变已深达基质,则行病变角膜切除和板层移植术,并根据病灶大小选择全板层或深板层角膜移植。

(7) 角膜化脓性感染:早期主要应用抗生素治疗,病变累及角膜深层时,应做穿透性角膜移植。但近年来,随着手术技术的进步,或由于病灶偏中心,穿透性移植容易导致免疫排斥反应,故病变尚未达到后弹力层时,行深板层病灶切除联合板层角膜移植术。铜绿假单胞菌性角膜溃疡疗效良好,真菌性角膜溃疡,在准确把握适应证的情况下,成功率有所提高。

【角膜移植手术禁忌证】

1. 穿透性角膜移植术的禁忌证

(1) 青光眼:术前一旦发现,必须经药物、激光或抗青光眼手术有效控制眼压后,才能考虑行穿透性角膜移植术。

(2) 眼内活动性炎症:如葡萄膜炎、化脓性眼内炎不宜行穿透性角膜移植术。如果因穿通伤形成化脓性眼内炎,为重建角膜透明度,可行穿透性角膜移植联合玻璃体切除。

(3) 干眼症:角结膜干燥会导致穿透性角膜移植术后的植片上皮难以愈合,进而植片混浊。因此,必须重建眼表或泪液分泌≥10mm/5min 后可手术。

(4) 麻痹性角膜炎:对营养不良引起的角膜混浊,应先治疗原发病。神经麻痹性角膜炎,应使用无防腐剂的人工泪液保持眼表的湿润、抗炎抗感染、包扎患眼以减少蒸发和暴露，积极治疗三叉神经损害，若引起营养不良性角膜溃疡，则仍考虑羊膜覆盖或联合角膜移植保护眼球。

（5）视网膜和视路功能障碍：弱视、严重视网膜病变、视神经萎缩或视路的其他损害，术后难以达到提高视力，仅在一些为改善外观的要求下行角膜移植术。

（6）附属器化脓性炎症：如慢性泪囊炎、化脓性睑缘炎等，要等待炎症治愈后可手术。

（7）患者全身情况不能耐受者：患有严重高血压、心脏病或糖尿病患者，应在有效的内科治疗后考虑手术。

（8）其他：如获得性免疫缺陷不宜行穿透性角膜移植术。

2. 板层角膜移植术的禁忌证

（1）结膜囊急性炎症：如细菌性或病毒性结膜炎，必须在控制炎症后方能手术。

（2）慢性泪囊炎：睑板腺或皮脂腺的急性化脓性炎症，必须治愈后才能手术。

（3）干眼症：泪液分泌量＜3mm/5min，眼部明显干燥者，手术后植片容易混浊和自溶。

（4）全身疾病不能耐受手术者。

（5）单疱病毒性角膜炎行板层角膜移植后极易复发，要慎重选择。

（6）其他：如青光眼、眼内活动性炎症、麻痹性角膜炎、视网膜和视路功能障碍、附属器化脓性炎症和获得性免疫缺陷病等。

【手术方式】

角膜移植术分为板层角膜移植术和穿透性角膜移植术。

1. 板层角膜移植术　是指剖切病变的角膜组织后，在形成的移植床上置换一个部分厚度的角膜正常组织的角膜移植术。板层角膜移植术是临床常见的治疗性角膜手术，分全板层移植和部分板层移植。近5年来，用板层移植手术治疗真菌性角膜炎的病例大大增加，并开展了一批深板层角膜移植治疗除角膜内皮营养不良以外的各种角膜营养不良取得较好的手术效果。根据板层角膜移植的目的，可分为光学性、治疗性、成形性、屈光性及美容性。光学性角膜移植的目的在于提高患眼视力。治疗性角膜移植术的手术目的是治疗疾病,不侧重于视力。成形性板层角膜移植多用于改良角膜组织结构,为日后穿透性角膜移植做准备。屈光性板层角膜移植用于矫正眼部屈光状态的异常。对角膜存在浓厚致密的白斑,但患者已有弱视或已无视功能,有美容要求者可行板层角膜移植术。

2. 穿透性性角膜移植术　穿透性角膜移植指的是包括角膜内皮在内的全层角膜移植,其主要目的在于提高视力,保持眼的完整性或控制角膜病变。

【主要护理问题】

1. 焦虑/恐惧　对手术的恐惧,担心预后有关。

2. 感知紊乱　与视力下降有关。

3. 有排斥反应的危险　与同种异体移植有关。

4. 潜在并发症　角膜植片移位、缝线松脱、青光眼等。

5. 知识缺乏　缺乏角膜移植的相关护理知识。

【护理目标】

1. 患者焦虑/恐惧程度减轻,配合治疗及护理。

2. 视力得到改善或提高。

3. 发生排斥反应后能得到及时治疗与处理。

4. 术后未发生相关并发症或并发症发生后能得到及时治疗与处理。

5. 患者能掌握角膜移植书的相关护理及用药知识。

【术前护理措施】

1. 眼部检查

(1) 向患者说明术前检查的重要性,取得患者的理解与合作。检查项目包括视功能检查、眼压、泪道是否通畅及有无脓性分泌物,排除慢性泪囊炎、结膜炎、行角膜内皮细胞计数、晶状体和玻璃体检查。检查的目的主要是排除眼部炎症避免术后感染及对术后视功能作出评估。

(2) 行泪液分泌实验及眼部超声波检查。

2. 术前护理

(1) 眼部给药：局部按医嘱滴用抗生素眼液，可选用泰利必妥、妥布霉素眼液，每2小时一次，至少连续用药在8次以上，以保持结膜囊相对无菌状态，防止术后感染。如系穿通性角膜移植术，手术前术眼滴1%毛果芸香碱眼液(真瑞眼液)，缩小瞳孔，避免切除病变角膜或缝合角膜植片时伤及晶状体。

(2)全身用药：①如患者情绪紧张，可术前肌苯巴比妥那保持情绪稳定密切配合手术；②术前按医嘱口服尼目克司0.25g、碳酸氢钠0.3g、氯化钾缓释片0.5g，减少房水的生产，降低眼压，避免术中发生并发症；③术前半小时按医嘱静脉快速输注20%甘露醇250ml，使玻璃体脱水降低眼压，滴速90滴/分钟以上。只有在快速输注的情况下才能在血液中形成高渗环境，起到脱水降压的目的；④按医嘱行抗生素药物敏试，术前30分钟至2小时输注抗生素预防手术感染。

(3) 心理护理：向患者讲述手术前注意事项，讲解术前用药目的、术中配合要点、术中放松技巧、减缓紧张情绪，提高睡眠质量。介绍麻醉方式及手术医生，术前晚保证充足睡眠。

(4) 饮食护理：进食清淡易消化的食物，如系角膜溃疡鼓励患者多食富含维生素A的食物，以促进溃疡面的愈合。合并有高血压的患者应进食低盐低脂的食物，糖尿病患者进食糖尿病食物以保证血压、血糖稳定。

【术后护理措施】

角膜移植术后护理常规见表10-1。

表10-1 常规护理

要点	常规护理
伤口观察及护理	术后双眼加压包扎并限制眼球运动，2～3d后改单眼包扎，术后24h后可换药，以后隔天换药，保持敷料清洁干燥 渗湿或污染时及时更换 换药时动作要轻，避免擦伤角膜植片 注意观察眼分泌物的颜色、性质，如果分泌物使睫毛与眼睑皮肤及纱布粘在一起，先用0.9%氯化

续表

要点	常规护理
	钠溶液或抗生素眼液湿润后再轻轻揭下，轻轻擦除睑缘分泌物，切忌压迫眼球强行分开上下睑，以防切口裂开
	每日裂隙灯检查，非接触式眼压计测量眼压，观察角膜植片透明度、创缘对合情况、前房深浅、瞳孔及虹膜反应
用药护理	护士应遵医嘱及时准确的点眼。告知患者所滴眼液的名称、目的及可能出现的副作用
	滴眼液时严格无菌操作，认真执行查对制度
	眼药水应按时交替使用；点眼药前洗净双手，眼药瓶不要接触眼睑和睫毛，更不能接触角膜
	点药时手法要准确，动作要轻柔，严防对眼球施压致移植片下出血或移植片移位
	先用消毒棉签拭净患眼分泌物，轻柔分开眼睑，先点刺激性弱、后点刺激性强的滴眼液，眼膏应放在最后涂，滴药顺序是水溶液、悬浊液、油性液
	滴混悬液之前应先摇匀；如同时点两种以上的眼药水应间隔 3～5min，使药液在眼内充分发挥作用；滴药后闭目平卧 5～10min 左右，并用手指压迫泪囊区，以防药液经泪道吸收降低治疗效果
	眼部用药要单独放置，以防交叉感染，保存在阴凉避光处，如发现药液变色、沉淀等现象即弃之不用
	环孢素 A 滴眼液及暂不使用的那他霉素可存放在 2～8℃的冰箱内，点眼时提前取出，使其温度回升
基础护理	加强巡视，保持床单元卫生及患者的个人卫生
体位与活动	术后嘱患者取平卧位或半坐位，卧床休息，减少头部活动，勿用力挤眼及揉眼，避免弯腰、低头动作，头相对固定。特别要避免咳嗽、打喷嚏，必要时给予镇咳剂，以防眼压增高或角膜缝线裂开，影响伤口愈合

【角膜排斥反应的处理及护理】

角膜排斥反应的处理及护理见表 10-2。

表 10-2 角膜排斥反应的处理及护理

临床表现	处理及护理
红肿、眼痛、视力下降	注意观察病情，耐心倾听患者的主诉
	按医嘱及时、规则、足量应用抗排斥药物
	局部滴地塞米松眼液和环孢素 A 滴眼液
	长时间使用免疫抑制眼液的患者注意观察药物的不良反应

【健康宣教】

角膜移植术后患者的出院宣教见表 10-3。

表 10-3 角膜移植术后患者的出院宣教

临床表现	处理及护理
饮食	术后初期进食易消化、纤维素多的食物，多吃蔬菜、水果。保持大便通畅，防止大便用力，造成伤口出血或植片脱离
	恢复期进食高蛋白、高维生素的饮食，以增加机体免疫力，促进角膜上皮生长，有利于伤口愈合
	忌烟酒及辛辣刺激性食物，因辛辣食物可致血管扩张，眼部充血，从而提高机体的应激性，加重术后炎症反应的程度，诱发排斥反应
自我监测	角膜移植排斥反应常发生于术后 3～6 个月，常表现为术眼红痛、视物模糊，护士要告知患者排斥反应的眼部特征，如有上述现象，应立即到专科就诊，及时处理，切忌自行用药
	缝线感染与原发病复发的自我监护：因角膜没有血管，角膜术后愈合时间长，术后 6 个月左右拆除缝线，患者都是带线出院，可致缝线感染。缝线感染主要表现为眼红、分泌物

续表

临床表现	处理及护理
	增加、异物感、视力下降等，护士应告知出现以上现象时及时就诊、及时处置。对于原发病为真菌性角膜炎或单疱病毒性角膜眼的患者，也应嘱咐注意原发病复发的情况
眼部保护	避免剧烈活动，适度即可，不要到人流拥挤的地方，避免术眼受伤 注意用眼卫生，保证充足睡眠，嘱患者 6 个月内不可长时间用眼阅读及看电视时间，1 次勿超过 1h，避免重体力劳动和剧烈活动，应防止眼部外伤、异物进入，保持眼部清洁
复查	复查时间：嘱患者定期复查视力、角膜情况等，每周 1 次，3 个月后每月复诊 1 次，至少完成 6 个月的随防。如出现视力下降或畏光流泪、眼部充血、疼痛，应及时到医院就诊 复查内容：定期检查曲率、验光（术后 1 周、1 个月、3 个月、半年至 1 年测视力、眼压）。裂隙灯检查注意植床有无睫状充血、新生血管长入、免疫排斥线、缝线情况等

【特别关注】

移植护理非常重要，手术的复杂和术式的改良给护理人员也提出更高的要求。术后患者大多心理压力较大，恰当的心理疏导可以减轻患者术后不适；旧模式下的常规护理已逐渐为个体化的治疗取代，充分的术前准备，术中快速熟练的配合，严密的术后随访并监督个性化的用药过程，是提高手术成功率及延长植片存活时间的重要措施。

【前沿进展】

角膜移植近年来的研究更多的集中于植片的取材、移植排斥反应的控制和术后患者的护理配合。

由于角膜植片稀缺，大批患者不能及时进行手术，时间被消耗在漫长的等待中，越来越多的研究致力于开发新的植片来源，如组织工程材料角膜片、哺乳动物脱细胞的角膜植片以及内皮干细胞的培养。目前，国内已有多家医院针对陈旧性角膜瘢痕开展异种角膜移植的治疗，除了术后短期内植片的透明度不够之外，其他方面足以与同种异体角膜相媲美，但如何转变观念，让患者接受异种异体移植，是临床工作中即将面临的重要问题；而内皮干细胞的培养正在为解决内皮移植问题带来新的期待。

在免疫移植排斥方面，由于与新生血管的长入相关，除了目前临床常用的环孢素，许多抑制 CNV 的药物尚在研发中，国外也有罗莫克司和麦考霉酚酸酯的应用可以使具有高危移植排斥反应的植片存活的报道；另外，大量研究集中于 VEGF 对促进新生血管的增殖性作用，实现了多学科的联合研究。

【知识拓展】

新型眼部给药系统

角膜移植术后需长时间局部滴用免疫抑制剂预防角膜排斥反应，虽然普通滴眼液具有操作简便的优点，但药物滴眼后立即被泪液稀释和很快从泪道排出，影响用药效果，同时需频繁滴药，患者用药依从性难以保证。为延长作用时间，增加生物利用度、降低毒性，开放研制的眼液新剂型受到关注。目前在研的新型眼用制剂有缓释药物制剂、膜控释药系统、眼植入剂、透巩膜释药系统、胶体系统、聚合凝胶等，这些新型给药系统的使用，可以提高治疗效果，改善患者的依从性，预防角膜排斥反应，从而提高角膜移植术的成功率。

（曾继红　唐　静）

第十一章 器官移植患者的心理护理

【概述】

健康是一种身体上、精神上和社会上完善安宁的状态，不只是没有身体的疾病。世界卫生组织制定了健康标准：身体、智力、情绪协调；适应社会环境，人际关系融洽；在学习和工作中能充分发挥自己的能力，过有效率的生活；有幸福感。

心理健康是指一个人的情绪、意志、行为和个性等方面都处于良好的状态。而不良的心理状态和情绪会导致中枢神经功能、消化功能、呼吸系统、内分泌系统等功能紊乱，不利于患者术后的康复。

器官移植发展迅速，其疗效不断提高，移植受者生存期不断延长；随着医学模式的转变，QOL 成为新的健康指标；心理问题已成为影响移植患者 QOL 的主要因素；研究表明：移植受者普遍存在着不同程度心理问题，尤以焦虑、抑郁为主。加强移植受者个体化心理护理干预成为必要。

【器官移植对患者的心理影响】

1. 患者对移植手术的心理反应　移植和手术作为一种刺激引起交感神经兴奋，促使肾上腺素、去甲肾上腺素分泌增加，导致血压升高，心搏加快，四肢发凉、发抖，意识域狭窄，对手术环境和器械等异常敏感，甚至病理心理活动。

2. 移植对患者的影响　移植对每个患者都是一个应激源；移植患者普遍存在焦虑、恐惧、抑郁心理；患者的焦虑和恐惧心理，可增加术中失血量，延缓伤口愈合，引起并发症等，直接影响手术效果和术后恢复。

移植导致的不良情绪作为一种刺激，可刺激机体类固醇激素分泌增加，使巨噬细胞吞噬异物能力降低，导致机体免疫力下降。

3. 器官移植患者的心理问题

(1) 器官移植患者的心理反应

1) 心理排斥:多见于初期:①对移植器官“异物感”:从主观感觉机能不协调到为生命担忧而恐惧不安。异物感来源主要是供、受体人际关系矛盾。②对移植器官厌恶感或自罪感:因靠别人器官生存。

2) 心理同化:心理上向供体性别特征改变。

(2) 器官移植患者的心理状态

1) 希望心理:绝处逢生、彻底治愈。

2) 焦虑心理:担心手术风险、医疗费用、首次手术失败而需二次肝移植。

3) 抑郁心理:对病情悲观、对疗效失望、失信。

4) 酒精依赖:长期酗酒入院后戒酒反应。

5) 其他:自尊心增强、依赖性增加、猜疑心加重、敏感性增强、感情脆弱、情绪不稳。

待肝期心理:焦虑增加、恐惧、敏感等。

(3) 移植患者待术期最主要心理问题:按出现频率由大到小排序:手术成功与否 35%,供者器官情况 20%;术后肝功恶化与排斥反应 20%;手术日期确定 15%;肝移植术后对器官的影响 10%。

(4) 肝移植患者待术期最需要的支持因素:家人沟通与支持 40%;心理支持 20%;信息支持 20%;具体护理技术指导 20%。

(5) 肝移植受者术后心理状态:研究报道,大部分肝移植受者生活质量、生活满意度和心理症状一般都会明显改善,但其社会支持感下降。肝移植受者在 ICU 病房表现出更多抑郁症状,离开后则更多表现为焦虑症状。抑郁心理者一般文化层次较低,收入较差;希望心理者一般文化层次较高,经济状况较好。研究报道,心理状态各因子平均得分高于非精神科住院患者常模得分,其负性心理高于一般住院患者。文化程度较低者的抑郁和孤独 2 项因子得分和心理状态总分高于文化程度较高者。

＜30 岁组和 40～49 岁组焦虑因子得分高于其他组；30～39 岁和 40～49 岁组抑郁因子得分高于其他组。

(6) 活体器官移植供、受者心理问题：有专家提出，国外曾有过供肾者在移植受者死亡后自杀的案例。有调查显示，4％供者对自己的供肾决定不满意或后悔，4％感到有压力，4％感到压力过重。有研究发现，接受活体器官移植者常出现心理不安，包括对供者的惭愧感、害怕手术失败的不安感、对供者安全的担忧及对手术成功后长期免疫抑制剂应用所致经济负担的担心等。

(7) 肾移植受者手术前、后心理状态：研究报道，肾移植受者术前、后均存在明显焦虑、抑郁，总体幸福度低，但术后焦虑、抑郁程度明显低于术前，总体幸福度明显提高；移植肾功能恢复情况及经济状况对肾移植受者术后心理状态有显著影响(自费＞公费)。有研究显示，不同性别、年龄、文化程度的肾移植受者术后焦虑、抑郁严重程度不同，其中女性、高学历及＞30 岁者更显著。

(8) 肾移植受者术后各阶段心理状态：研究报道，约 36％肾移植受者存在不同心理问题，尤以焦虑、抑郁为主。受者术前焦虑、抑郁、睡眠障碍发生率显著高于术后发生率。术后出现急性排斥反应者均产生焦虑，其焦虑程度显著高于无急性排斥反应者。术后 1 年内各阶段均存在焦虑和抑郁，但随时间推移，其焦虑和抑郁逐渐减少和减轻，但仍高于普通人群。

术后 1 周焦虑和抑郁发生率最高，程度最重。前五位影响因素：排斥反应、康复知识缺乏、生活自理问题、药物不良反应、对未来生活不确定。术后 3 个月焦虑和抑郁发生率降低，程度减轻。前五位影响因素：感染问题、排斥反应、经济问题、药物不良反应、康复知识缺乏。术后 1 年焦虑和抑郁发生率更低，程度更轻。前五位影响因素：经济问题、排斥反应、工作问题、家庭社会问题、感染问题。

(9) 亲属肾移植供、受者心理状态：供者：①矛盾心理；②担心、害怕心理。受者：①负罪欠情心理；②期待心理；③紧张恐惧心理；④孤独烦躁心理；⑤敏感谨慎心理。

【导致器官移植患者心理问题的原因】

1. 移植患者心理问题的常见原因

(1) 惧怕麻醉意外。

(2) 担忧手术安全性及效果。

(3) 担忧疾病性质、病变程度。

(4) 惧怕术后切口疼痛或严重不适。

(5) 惧怕术后并发症。

(6) 惧怕术后移植器官功能障碍。

(7) 担忧手术对生活、工作及社交的影响。

2. 肝移植患者心理问题的主要原因

(1) 术前长期慢性肝病困扰，疗效不显。

(2) 待肝过程产生活加重焦虑。

(3) 术后大剂量应用抗生素和免疫抑制剂。

(4) 对治疗费用担忧。

(5) 预后与期望值不符。

(6) 术后再感染、肿瘤复发产生的压力。

(7) 社会舆论形成的压力。

(8) 家庭成员间关系及亲属情感上的变化。

(9) 对接受器官的认同感及对供体的看法。

3. 亲属肾移植心理问题的主要原因

(1) 供者

1) 担心缺少一只肾会严重影响健康、生活及工作。

2) 担心手术痛苦及并发症。

3) 担心手术失败引起后遗症。

4) 担心医疗费用增加。

5) 担心其他家庭成员不理解、不接受。

6) 担心年龄问题影响手术效果。

7) 担心婚姻变故。

(2) 受者

1) 负罪欠情心理。

2) 担心手术效果。

3) 担心并发症，尤排斥反应。

4）害怕家属手术不顺利。

5）监护室隔离环境。

【器官移植患者心理干预的意义】

1. 增进对移植和手术的了解，提高对手术的安全感，促进有效应对，提高患者术后护理配合的主动性。

2. 减轻焦虑、恐惧情绪，使患者安全接受手术治疗，平稳渡过手术期。

3. 减少术中麻醉剂用量及术后止痛药需求。

4. 预防手术并发症（出血、感染等），提高手术安全性和有效性，确保术后顺利康复，缩短住院日。

【器官移植患者心理评估内容】

1. 患者的年龄、性格、文化背景、宗教信仰、生活习惯、患者及家属的心理素质。

2. 患者及家属对疾病和器官移植的理解和认识、对手术有无思想准备、对手术的期望值。

3. 患者既往住院史或手术经历。

4. 患者对社会支持系统的期望值。

5. 患者的社会支持系统，尤其家庭支持。

6. 患者对疾病和器官移植的不良情绪反应及原因。

【器官移植患者心理干预措施】

1. 器官移植患者心理干预基本措施

（1）正视患者的情绪反应，表达理解。

（2）鼓励患者表达自己的焦虑、恐惧、感受或疑问。

（3）提供及时、有效的心理疏导和支持。

2. 器官移植术前心理干预　终末期肝病患者由于病情反复，经济方面的原因，以及长时间等待供肝等，患者会有不同程度的焦虑、抑郁。另外，肝移植手术复杂、时间长，存在很大的风险，患者对手术能否成功的信心不足，会产生恐惧感。因此，术前患者应了解肝移植手术、排斥反应、自理能力训练的必要性和康复过程中相关的医学知识，以便在整个过程中能很好地配合医护人员，使患者在术前具有良好的情绪和精神准备。还可上网或查看相关的书籍了解所患疾病的基本常识、发病原因、治疗方法、医学技术前沿的发展情况，并与亲人、朋友、病友加强沟通，相互交流，树立战胜疾病的信心，保持乐观向上的精神和良好的心态，以消除恐惧感，做好心理准备。家属和朋友一定要有耐心，多与患者交流，尽量让患者说出他的心理感受、愿望和疑虑，并针对患者的心理状态，进行有意识的引导、说服和安慰，让患者减轻思想负担，为其创造一个良好的环境。

由于肝脏移植手术复杂，手术风险大，而绝大部分患者及家属缺乏疾病及康复的相关医学知识，在医护人员对其进行相关指导及做出一定要求时希望得到他们的理解及配合，因为只有在医护人员正确和有效的指导下，患者才能恢复得更快更好。这一点在进行肝脏移植手术的术前准备期及术后恢复期显得尤为重要。

（1）消除未知，增加患者控制感：介绍疾病及器官移植相关知识，包括移植的必要性、重要性、目的、效果、成功率、既往患者的治疗效果；术前准备要求，尤其心理准备的重要性；手术环境、程序及其术中配合要求；术后常见不适反应及并发症的原因和预防措施；术后可能需要的医疗处置、护理措施及配合方法等。注意：对病情和移植的解释医护应保持一致。对主管医生告知患者的信息要心中有数，提供给患者及家属的信息不能与主管医生讲述的手术益处、风险、经费、过程、预期结果等相矛盾，避免加重患者的疑虑。

1）器官移植患者术前心理准备内容：①解释心理准备的必要性；②评估受者精神疾病、心理疾病、社会心理状态、应对机制等；③评估受者社会支持系统；④介绍肝移植相关知识、现状、费用、疗效；⑤介绍肝移植术后常见并发症及不适；⑥及时、有效反馈其提出的问题。

2）器官移植患者术前心理准备方法：①面对面沟通，了解心理和精神状态；②家属参与心理评估和心理干预；③建立良好护患关系，取得信任；④进行相关知识教育，使其进入移植角色；⑤针对希望心理者：正确引导，消除疑虑和幻想；⑥针对焦虑心理者：沟通、解释、安慰、支持；⑦针对对抑郁者：鼓励、引导、使其看到自我价值和生活希望；⑧对酒精依赖者：杜绝一切酒的来源；解释饮酒危害及戒酒益处；⑨对待肝焦虑者：解释、使其确信被一视同仁；⑩告知移植术后可能发生的并发症和结果；⑪告知术后可能发生的心理变化；⑫告知长期使用免疫抑制剂的副作用；⑬介绍情绪自我调节和应对策略。

(2) 鼓励诉说，耐心倾听，做好解释。

(3) 介绍手术医生和护士情况。

(4) 针对性组织移植成功患者信息交流。

(5) 巡回护士术前访视，了解需求，安慰解释。

(6) 鼓励听音乐，营造轻松舒适的环境和氛围。

(7) 让患者参观监护室以熟悉术后治疗环境。

(8) 告知家属手术和麻醉可能发生的意外。

(9) 热情、主动、关心、体贴、尊重和爱护。

(10) 加强沟通与交流，建立良好护患关系，取得信任。

(11) 适当组织娱乐活动，分散注意力。

(12) 教给缓解焦虑和恐惧情绪的应对策略：①深呼吸；②松弛术；③转移注意力。

(13) 引导抑郁者认识到生命的价值和生活希望。

3. 器官移植术中心理干预

(1) 手术室清洁整齐，床单无血迹，手术器械隐蔽。

(2) 举止端庄大方、态度和蔼、言语亲切。

(3) 不闲谈嬉笑、窃窃私语，相互说话声音轻柔。

(4) 注意观察情绪变化，及时关心和安慰。

(5) 尽量减少、减轻手术器械碰撞声。

(6) 手术开始前播放音乐，松解情绪。

(7) 发现病情变化或发生意外时，沉着冷静。

(8) 设立交流窗口，及时向家属通报手术信息。

4. 移植术后心理干预　移植手术成功后，患者应当逐渐从患者角色向健康人角色转换，重新融入家庭生活和社会生活，这才算是移植真正的成功。但是常见的心理问题，如焦虑、抑郁、孤独、愤怒、悲伤、无助等常困扰着患者，成为恢复健康的障碍因素。肝移植受者皮质类固醇及FK506会引起精神神经症状，如情绪激动、焦虑、失眠、欣快、感觉异常等，同时免疫抑制剂副作用的出现会引起不安，加上住在ICU，陌生的病房环境、远离亲属、手术后引起的疼痛、体内留置的各种管道、持续监护发出的各种报警声、治疗和护理措施的频繁实施，都会增加焦虑和恐惧感，引发一系列的精神症状。移植受者自我调试的方法包括：

(1) 信心疗法：有这样一个真实的故事，几个人和一名年轻人开玩笑，他们把这个年轻人的双手和双脚捆起来，蒙住双眼，并把他抬到一条已经不用的铁轨上，邻近的铁轨上正好有一列火车呼啸而过。当那几个人上前为他松绑时，发现这个年轻人已经死亡。美国心理学教授指出，他的死因不仅仅是由于恐惧，还有就是死于信念。当人和动物认定自己生还无望时，这种认定自己必死无疑的信念有时也会造成死亡的悲剧。科学研究证明，每个人都有一种超乎寻常的潜能。它一旦被激发出来后，它将使人得到意外的收获，甚至会出现奇迹。信心就可以激发这种潜能。所以患病后要尽快摆脱不良的情绪，下决心不管忍受多大的痛苦，顽强地战胜疾病。相信奇迹会在自己身上发生。

(2) 安慰疗法：这需要家属、朋友、医生的帮助，帮助患者解除思想上的负担，消除顾虑。在进行安慰疗法时应真诚、热情，不能敷衍、搪塞、哄骗，但可以避重就轻。

(3) 音乐疗法：就是听音乐，但是听的时间不宜过长，音量以70分贝以下最佳。

(4) 幽默疗法：医学家们发现，癌症患者有规律地笑，可使病情得到缓解。同样适用于其他疾病患者。

(5) 工作：对于肝移植术后患者，参与一定的工作或社会活动，将有助于患者维持良好的心理，而且可以增强对生活的信心，有助于患者建立乐观的生活态度，从生活中获得满足感。

不建议患者家属出于爱护患者的心理而在家陪伴患者，甚至因而放弃正常的工作、学习，这对于患者而言，一方面会使患者心理上产生负疚感，觉得自己是家庭的负担；另一方面，会增强患者“病人”角色的定位，从而放弃追求正常生活的积极性，这些对于患者或家人都是有害的。

当然，患者术后是否恢复工作取决于很多因素，包括工作性质和患者的动机。如果其恢复良好，完全可以从事力所能及的工作。一般说来，术后 4～6 个月就可以重返工作岗位了。但在初期最好每天工作 2～4 小时，如果没有出现不良的感觉，可试着逐渐延长工作时间，但应注意以下几点：①避免较大量的体力活动；②避免与有毒物质接触；③保证较好的工作环境，最好邻近医院，以便发生意外时可随时就诊；④每天工作时间不要超过 8 小时；⑤保证充足的睡眠；⑥按时服用免疫抑制药物，如需出差，一定带上充足的药物备用。

小结：器官移植受者普遍存在着不同程度的心理问题，不良情绪影响器官移植受者的康复和生活质量，加强器官移植受者心理护理干预势在必行。关怀是一股强而有力的愈合力量，积极的鼓励与关怀会让患者走进自我疗伤的过程。

（王世平）

第十二章 移植受者的自我管理

从接受移植手术的那一刻起，患者的生活就注入了新鲜的活力，同时，也被赋予了新的使命——呵护新器官，维护健康。这就需要我们对广大移植患者在生活中进行一系列关于技能和方法的指导，使他们能进行良好的自我管理。

【自我管理的概念】

移植受者的自我管理是指移植受者在接受移植手术后，在长期生活过程中运用自身掌握的知识、技能及可利用的资源，进行术后并发症、自我健康的监控和管理，从而达到减少移植手术对受者社会功能、情感和人际关系等的影响，提高受者的生活质量。因此，移植受者既是自身健康的管理者，也是直接受益者。目前，国内外大量的研究表明，器官移植术后受者做好自我管理能有效预防并发症、降低再住院率、减少急诊次数，并最终降低受者的医疗费用，提高生活质量。

【自我管理的内容】

1. 了解免疫抑制剂的作用及意义　排斥反应是一种典型的免疫反应，免疫抑制剂是对机体的免疫反应具有抑制作用的药物，能抑制与免疫反应有关细胞（T 细胞和 B 细胞等）的增殖和功能，能降低抗体免疫反应。免疫抑制剂主要用于器官移植后抗排斥反应的发生。排斥反应一直是影响器官移植后受者生存率的重要因素。随着各种免疫抑制剂在临床的普遍使用，器官移植术后排斥反应发生率大大降低，器官移植效果已有了实质性的进展。

目前，终身使用免疫抑制药物已成为同种异体器官移植受者的常规治疗方案。

2. 掌握正确服用免疫抑制剂的方法（表 12-1～表 12-5）

表 12-1 他克莫司的正确服用

服药方法	注意事项	药物副作用
每天同一时间服用，若每天服 2 次，应间隔 12 小时 空腹服用。餐前 0.5～1 小时或餐后 2～3 小时服用 避免与西柚或西柚汁、葡萄汁同服，可能会提高血药浓度	严格给药剂量、时间，监测血药浓度 指导患者低脂饮食，忌酒。进食脂肪性食物会影响药物的吸收，饮酒会加重不良反应 注意药物间的相互影响，雌激素、维拉帕米、西咪替丁、红霉素、诺氟沙星等能提高他克莫司的血药浓度；苯巴比妥、利福平、异烟肼等能降低他克莫司的血药浓度	肾毒性 震颤 腹泻 高血压 高血糖 呕吐 心悸、心律失常 神经毒性

表 12-2 环孢素 A 的正确服用

服药方法	注意事项	药物副作用
每天同一时间服用，若每天服 2 次，应间隔 12 小时 CsA 为亲脂分子，与脂溶性食物同服可提高其生物利用度，可以用牛奶、巧克力牛奶或是橙汁稀释后服用；避免用柚子汁、梨汁或木瓜汁稀释	严格给药剂量、时间，监测血药浓度 严密观察血压、尿量等，注意不良反应的发生 遵医嘱监测血液生化指标，观察患者肝肾功、血液电解质等的变化情况 注意药物配伍禁忌，CsA 与他克莫司属于配伍禁忌；大环内酯类药物、钙离子拮抗剂、类固醇激素等可提高 CsA 血药浓度；苯巴比妥、利福平、异烟肼等药物可降低 CsA 血药浓度	多毛症 震颤(手颤抖) 肾功能损害(个体差异大) 高血压 肝功能损害 齿龈增生 高胆固醇血症 高尿酸血症 高钾血症 糖尿病

表 12-3 酶酚酸酯的正确服用

服药方法	注意事项	药物副作用
每天同一时间服用，每天服 2 次，间隔 12 小时	严格给药剂量、时间 处在消化性溃疡的活动期、有严重腹泻、吸收障碍的患者应慎用 使用 MMF 时，尽量不与 Aza 合用，避免使用止酸剂，以免影响其倡导吸收，谨慎使用影响肝肠循环的药物 遵医嘱监测血象变化，注意观察骨髓抑制及有无血液系统病变的表现	胃肠道反应 出血性胃炎 白细胞减少 便秘、胀气 四肢疼痛、乏力 头昏、头痛、嗜睡 面色潮红、出汗 视力模糊(可通过减少骁悉的用量而缓解)

表 12-4 皮质激素的正确服用

服药方法	注意事项	药物副作用
早饭后服用最好，勿空腹	严格给药剂量、时间，服药期间密切观察血压、血糖、血脂等 低盐低糖低钠高蛋白饮食，尽量减轻副作用 长期服药期间禁用阿司匹林等损害胃黏膜的药物，一般预防性使用 H_2 受体阻断剂，以预防应激性溃疡或溃疡复发；出现消化道出血时，遵医嘱减量或停药，对症治疗 基础眼压较高的患者，角膜移植术后应监测眼内压	水钠潴留 低钾性碱中毒 充血性心力衰竭 消化性溃疡 中枢神经系统改变 库欣综合征 骨质疏松 白内障或青光眼 伤口延迟愈合 皮疹、瘀斑

续表

服药方法	注意事项	药物副作用
	停药时，须遵医嘱逐渐减量，以预防突然停药引起的反跳现象 长期大量服用皮质激素可有容貌改变等不良反应，患者服药前应有心理准备，保持良好心理状态	

表 12-5 服药注意事项（补充说明）

要点	护理措施
建立药物服用表格	每次服用体现在服药表格上，比如服用后在相应格子里画"√"，避免漏服、重服
按时服药的技巧	用闹钟或手机提示每次服药时间；亦可将服药与生活中必不可少的事件进行关联，如将服药与吃饭、晨晚间刷牙进行关联，提醒按时服药
药物的储存	药物储存在原装瓶内，拧紧盖子，放置在干燥、阴凉处，避免阳光直射；液体药物，勿冷冻；药物应放在儿童不易触及的地方
漏服药物的补救	漏服未超过 3 小时应及时补服，下次服药时间推后 漏服超过 3 小时，应立即咨询移植医生的意见服药
呕吐与服药	服药后 10 分钟呕吐，加服全量 服药后 10～30 分钟呕吐，加服 1/2 量 服药后 30～60 分钟呕吐，加服 1/4 量 服药 60 分钟以后，不需要加服药物
腹泻与服药	水样便 5～6 次/天，加服 1/2 量 水样便 3 次/天，加服 1/4 量 糊状软便无须加服

续表

要点	护理措施
避免药物的残留	胶囊及药片必须整粒吞服，不应掰开或磨碎服用

3. 器官移植的长期并发症

(1) 高血压

1) 血压的分类(表 12-6)

表 12-6　血压的分类

分级	收缩压(mmHg)	舒张压(mmHg)
正常	＜120	＜80
正常高值	120～139	80～89
高血压	≥140	≥90
1 级高血压(轻度)	140～159	90～99
2 级高血压 (中度)	160～179	100～109
3 级高血压(重度)	≥180	≥110
单纯收缩期高血压	≥140	＜90

注：摘自《中国高血压防治指南》(2005 修订版)。

2) 高血压发生的危险因素及原因：吸烟、糖尿病、压力、年龄、家族史及肥胖是高血压发生的危险因素，超重、高盐膳食及中度以上饮酒是目前国际公认的危险因素。

器官移植后继发性高血压的发生主要与长期服用免疫抑制剂有关。对肾移植术后应用环孢素治疗的患者随访发现，约 90％的人会发生高血压。

肾移植术后继发性高血压可能与以下因素有关：①服用皮质类固醇、钙调磷酸酶抑制剂(环孢素、他克莫司)；②移植肾相关因素：慢性移植肾肾病、移植肾动脉狭窄、肾小球肾炎、药物肾毒性作用、移植肾流出道梗阻(淋巴囊肿或输尿管狭窄)；③自身肾肾素分泌增多；④红细胞增多症。

通常肾移植术前高血压、术前左心室肥大、有高血压家族史、超重、饮酒、老年供者、女性或婴儿供肾与受体大小不匹配、供右肾及移植时缺血、再灌注损伤(冷或热缺血时间太长、延迟移植肾功能恢复)移植后高血压发生的危险性较高。

3）高血压的预防：高血压对心、脑、肾等重要器官有重要影响。健康的生活方式可预防高血压的发生，包括①控制体重；②合理均衡的饮食计划；③减少钠离子的摄入；④适当地身体锻炼；⑤限制饮酒等。

移植受者通过持续数周生活方式的改变，若血压未得到控制，应及时就医并启动药物治疗。

（2）高血脂

1）血脂的基本组成：①总胆固醇（TC）：是指血液中各脂蛋白所含胆固醇之总和；②三酰甘油（TG）：临床上所测定的 TG 是血浆中各脂蛋白所含 TG 的总和；③低密度脂蛋白胆固醇（LDL-C）：浓度基本能反映血液 LDL 总量，具有致动脉粥样硬化（AS）的作用；④高密度脂蛋白胆固醇（HDL-C）：HDL 具有抗 AS 作用。

2）血脂异常的临床分型（表 12-7）：血脂异常通常指血浆中总胆固醇和/或三酰甘油升高，俗称高脂血症，也泛指包括低 HDL-C 血症在内的各种血脂异常。

表 12-7 血脂异常的临床分型

分型	TC	TG	HDL-C
高胆固醇血症	↑		
高三酰甘油血症		↑	
混合型高脂血症	↑	↑	
低高密度脂蛋白血症			↑

3）高脂血症的危害：高脂血症是目前临床实体脏器移植术后受者常见的并发症，是一种继发性高脂血症。高脂血症不但增加了器官移植受者心脑血管疾病的发生率和病死率，也由于其致动脉粥样硬化机制，引起慢性移植器官功能异常或功能丧失。

4）器官移植后高脂血症的发生机制：肝、肾移植受者均存在不同程度的肾损伤和功能的下降，由此导致血清肌酐的升高，血清肌酐升高可能引起移植受者高胆固醇血症的发生。

CsA与他克莫司同属于钙调素抑制剂(calcineurin inhibitor，CNI)，CsA较他克莫司易引起高胆固醇血症(OR值为4.630)。据研究，其导致高胆固醇血症的机制是通过促进胆固醇的合成与分泌，并抑制其分解代谢两方面作用而达成的。

高三酰甘油血症危险因素的研究分析中，皮质激素(泼尼松)的使用较为重要(OR值为3.538)，机制可能为通过激活乙酰CoA羟化和游离脂肪酸合成酶，降低外周胰岛素受体的敏感性，造成外周胰岛素耐受，增加肝脏合成脂蛋白和三酰甘油，降低脂肪酶活性，影响三酰甘油清除。

5) 移植后高脂血症的预防及治疗：器官移植术后6个月内，应每月检查血脂水平，并在长期随访中不断对脂质代谢进行监测和评估，以利早发现、早治疗。

合理的饮食和健康的生活方式对预防高脂血症有重要意义(表12-8)，包括：①合理均衡的饮食计划；②减少动物脂肪的摄入；③控制体重；④戒烟；⑤适当地身体锻炼等。适当的体育锻炼可降低血脂，改善血液的高凝状态，减少血栓形成。

对于血脂异常的移植受者饮食治疗和改善生活方式也是治疗的基础措施。

表12-8　治疗性生活方式改变(TLC)的建议

要素	建议
使LDL-C增加的营养素：	
饱和脂肪酸	＜总热量的7%
膳食胆固醇	＜200mg/日
能够降低LDL-C的膳食成分：	
植物固醇	2克/日
可溶性纤维素	10～25克/日
总热量	调节到能够保持理想的体重或能够预防体重增加

续表

要素	建议
体力活动	包括足够的中等强度锻炼，每天至少消耗200kcal热量

大部分轻度高脂血症患者，经非药物治疗均能取得部分疗效。在非药物治疗效果不佳时，应积极就医，开始药物治疗。器官移植受者必须考虑降脂药对肝、肾功能的影响以及与免疫抑制剂间的相互作用，尽量选择对免疫抑制剂和肝、肾功能影响较小的药物。

(3) 高血糖

1) 糖尿病的诊断标准(表12-9)

表12-9 血糖的分级

血糖分类	护理措施
正常血糖	正常人空腹血糖 >3.9mmol/L,<6.1mmol/L 正常人2h餐后血糖 < 7.8 mmol/L
血糖异常	空腹血糖>6.1mmol/L,<7.0mmol/L 餐后血糖>7.8mmol/L,<11.1mmol/L
高血糖 (根据1999年WHO颁布糖尿病的诊断标准)	空腹血糖≥7.0mmol/L 随机血糖≥11.1 mmol/L 75克糖口服糖耐量试验(OGTT) 2h血糖≥11.1 mmol/L

注：空腹血糖指禁食至少8小时后的血糖，餐后血糖指餐后2小时血糖。

美国糖尿病学分会(ADA)2010年指南重新修订了诊断糖尿病的标准，除了过去的空腹血糖(FBG)≥7.0 mmol/L，或餐后血糖、随机血糖≥11.1mmol/L外，提出了糖化血红蛋白(HbAlc)≥6.5%可以纳入糖尿病的诊断标准，而HbAlc为5.7%～6.1%可以作为可能罹患糖尿病的高危标志。

2) 器官移植后血糖升高的原因：器官移植术后激素、环孢素A、他克莫司的使用及使用时间直接影响高血糖的发生。有研究表明,用环孢素A或他克莫司的患者中抗胰岛素的发生率呈现上升趋势,与正常患者对照,应用上述免疫抑制剂患者血中胰岛素和C肽的浓度是增加的。另外,亦有证据表明:在体外试验环孢素A和他克莫司抑制了胰岛细胞的胰岛素分泌功能。

3) 血糖升高的危害:高血糖可导致心、脑神经系统的病变,也易并发各种感染。因此,高血糖作为器官移植术后远期并发症将左右受者的生存率和生存质量。

4) 高血糖的预防:器官移植术后通过对患者的教育,可以使患者了解更多的预防高血糖的知识,有助于血糖控制,对高血糖受者提高生活质量有重要意义。①饮食指导:严格控制饮食,一日三餐的热量分布合理,严格控制总热量,粗细搭配,定时定量,结构均衡,食物宜选低盐、低糖、低脂肪、高蛋白、高纤维、清淡易消化的食物,同时戒烟、戒酒,对于高血糖移植受者,应说明饮食治疗的必要性,使其主动遵守饮食计划;②药物指导:高血糖移植受者,应在医师的指导下正确服用降糖药或注射胰岛素,告知患者在使用降糖药期间注意有无饥饿感、头晕、恶心、心悸、出冷汗、手足震颤,甚至昏迷等低血糖症状,防止低血糖的发生;③运动:合理的体育锻炼是预防血糖升高的重要措施,适量、长期有规律的运动可直接改善身体健康状况,如散步、慢跑、做操、打太极拳均可减轻体质量,加强血液循环,促进新陈代谢,促进糖的氧化利用,加强细胞膜上胰岛素受体的数量,增强胰岛受体对胰岛素的敏感度。同时,通过体育锻炼还可调节自主神经系统功能,使患者保持良好的心态,对疾病的恢复起到一个积极的作用。合理的体育锻炼也是治疗糖尿病的辅助措施,可以减少降糖药物的用量。

5) 血糖的监测时间:器官移植患者应注意早期筛查血糖,尤其是器官移植后1年内糖尿病的发病率明显增高,重视餐后2小时血糖的筛查,必要时进行葡萄糖耐量试验,糖化血红蛋白测定,以尽早发现糖尿病。

一般器官移植后1周内应每天监测空腹与餐后2小时血糖,1个月内应每周监测1次空腹与餐后2小时血糖,3个月内应每2周监测1次空腹与餐后2小时血糖,1年内应每月监测一次空腹与餐后 2 小时血糖，而且每 2～3 个月应检查 1 次糖化血红蛋白，以便尽早发现糖尿病。

4. 科学合理的营养

(1) 饮食的基本原则——平衡膳食：膳食指南是营养工作者根据营养学原则，以科学成果为依据，针对人群中存在的主要营养问题，告诉群众科学用餐的重要指导原则。它倡导平衡膳食、合理营养，以减少与膳食有关的疾病。合理营养是健康的基础，而平衡膳食是达到合理营养的唯一途径。卫生部组织专家于 2007 年修订了《中国居民膳食指南》，同时设计了平衡膳食宝塔(图 12-1)。

膳食指南详细内容如：①食物多样，谷类为主，粗细搭配；②多吃蔬菜水果和薯类；③每天吃奶类、大豆或其制品；④常吃适量的鱼、禽、蛋和瘦肉；⑤减少烹调油用量，吃清淡少盐膳食；⑥食不过量，天天运动，保持健康体重；⑦三餐分配要合理，零食要适当；⑧每天足量饮水，合理选择饮料；⑨如饮酒应限量；⑩吃新鲜卫生的食物。

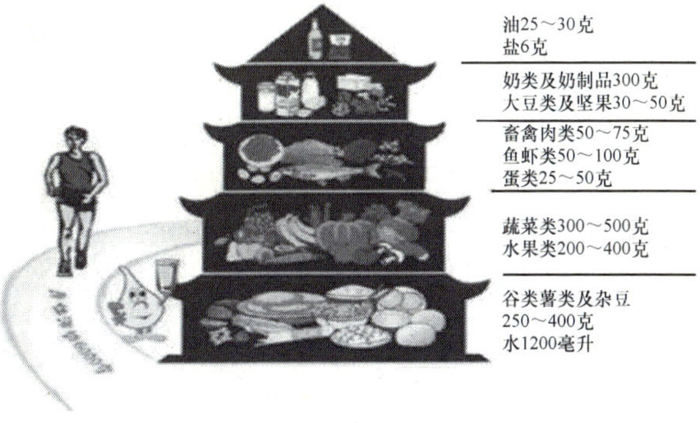

图 12-1 2007 年版膳食宝塔

摘自《中国居民膳食指南》(2009 年修订版)

在饮食上三餐分配应合理，一般早、中、晚餐的能量分别占总能量的 30%、40%、30%。食物可分为五大类(表 12-10)。

表 12-10　食物的分类

食物分类	食物来源及提供的营养成分
主食	包括米、面、杂粮、马铃薯、甘薯、木薯等，主要提供碳水化合物、蛋白质、膳食纤维及B族维生素
动物性食物	包括肉、禽、鱼、奶、蛋等，主要提供蛋白质、脂肪、矿物质、维生素A和B族维生素
豆类及其制品	包括大豆及其他干豆类，主要提供蛋白质、脂肪、膳食纤维、矿物质和B族维生素
蔬菜水果类	包括鲜豆、根茎、叶菜、茄果等，主要提供膳食纤维、矿物质、维生素C和胡萝卜素
纯热能食物	包括动植物油、淀粉、食用糖和酒类，主要提供能量，植物油还可提供维生素E和必需脂肪酸

（2）特殊饮食指导

1）低钠饮食：钠是天然食物中所含的矿物质，可用于烹调和腌制食物。食盐由钠和氯组成。高钠会引起机体的水潴留，使血压升高。心、肝、肾移植后，尤其免疫抑制剂的使用，机体不能排出过多的钠，会导致水肿、高血压和其他问题。为防止或减少水肿和高血压，器官移植患者手术后早期和康复期均需无附加盐饮食（钠＜4g），烹调时使用精盐且少放盐，每天食盐约3～4g，如无高血压、水肿、尿少等，可以适量增加食盐，一般每天不应超过6～8g（计算方法：普通的牙膏盖每盖约容纳6g食盐）。此外，还需控制含盐丰富的食物，如腌制食品、泡菜、豆腐乳等。

2）优质蛋白饮食：免疫抑制剂能加速蛋白质的分解，抑制合成，从而使蛋白质消耗增加，适量增加蛋白质的供给，器官移植后蛋白质的供给应以优质蛋白为主。优质蛋白质主要是动物性蛋白，如鱼、禽、蛋、瘦肉等。在动物性蛋白里，最好以鱼、禽、蛋为主，鱼、禽肉又称为“白肉”，猪、牛肉、羊肉等又称为“红肉”。“红肉”较“白肉”含有更多的胆固醇和脂肪，因此，“白肉”更利于身体健康。一般成人每天每千克体重摄入1～1.2g蛋白质即可，儿童为每天每千克体重2～3g。慢性移植肝功能损害者，每天蛋白质摄入量宜控制在0.5～0.6g/kg左右。计算方法：

300mg 牛奶或 2 个鸡蛋或瘦肉 50g 可以供给 9g 优质蛋白。

3）低糖饮食：免疫抑制剂本身可能诱发糖尿病。糖尿病不仅对心血管系统有影响，而且会影响移植器官的功能。因此，应加以重视，少吃甜食，水果 150～200g/d，一般以不超过 250g/d 为宜。

4）低胆固醇饮食：免疫抑制剂可能会引起高脂血症，导致动脉粥样硬化。患者移植后应限制胆固醇的摄入，饮食宜清淡，防止油腻，不食用油煎、油炸食品，减少食用动物内脏、蛋黄、蟹黄、鱼子、猪蹄膀、软体鱼、乌贼鱼等，同时多食用新鲜蔬菜水果。

5）注意补钙：皮质激素会抑制钙质吸收，增加排出，长时间服用会导致骨质疏松，表现为腰痛、骨关节痛、手足抽搐等。因此，饮食中应注意补钙，钙的食物来源以奶制品最好，不但含钙高，吸收率也高。其他含钙丰富的食品有鱼罐头、鱼松、虾皮、浓骨头汤及绿叶蔬菜等。在烹调鱼、排骨等食品时，可放些醋，有利于钙的溶解。补钙的同时，还得注意补充维生素 D，多进行些户外活动，或服用维生素 D、阿法骨化醇、罗盖全等。

6）注意补镁：镁是一种重要的矿物质。在肌肉收缩及神经传导中起重要的作用。免疫抑制剂会导致从尿液中丢失镁。如果血中镁含量过低，会出现神经副作用。低镁会导致震颤，甚至癫痫。许多食物都含有镁，如坚果、全谷类、绿叶蔬菜、海产品、可可、巧克力。如果患者血清中镁离子浓度的升高或降低，应相应减少或增加此类食物的摄入。

7）补品：传统的饮食观念认为白木耳、黑木耳、香菇、红枣、蜂蜜、蜂皇浆及人参等，可以提高免疫功能，食用后会降低免疫抑制剂的作用，但直至现在仍无有效的循证医学证据证明此类食物对器官移植患者不利。如果食用，建议患者与免疫抑制剂分开服用，并注意服用后有无特殊不适症状和感觉。

8）西柚：目前有发现西柚和紫葡萄可以提高普乐可复和环孢素的血药浓度，可能因为它可以明显抑制肝脏中细胞色素酶 P-450 的活性，应建议患者在服用免疫抑制剂 2 小时前或 2 小时后食用葡萄柚。某些饮料中可能含有葡萄柚汁，建议在食用之前注意其成分。

(3) 营养监测——体重:如果体液稳定,体重的变化大致可以反映骨骼肌、内脏蛋白质、脂肪储备的变化,与体内能量代谢平衡密切相关。因此,体重是营养评定中最简单、直接而又可靠的指标。

体重评价可结合体重、身高计算出体质指数(BMI,表 12-11),BMI=体重(kg)/身高^2(m^2)。

表 12-11 BMI 与营养评价关系

等级	BMI 值	等级	BMI
重度蛋白质-能量营养不良	<16.0	正常	18.5~23.9
中度蛋白质-能量营养不良	16.0~16.9	超重	≥24.0
轻度蛋白质-能量营养不良	17.0~18.4	肥胖	≥28.0

BMI 对某些情况价值比较低,如儿童和高龄老年人、肝腹水、肾性水肿、胸水。

体重评价亦可结合体重改变的程度和速度(表 12-12):

$$体重改变(\%)=\frac{原来体重(kg)-现测体重(kg)}{原来体重(kg)}\times 100\%$$

表 12-12 体重改变评定标准

时间	中度体重减轻	重度体重减轻
1 周	1.0%~2.0%	>2.0%
1 个月	5.0%	>5.0%
3 个月	7.5%	>7.5%
6 个月	10.0%	>10.0%

(4) 运动:生命在于运动,适当的运动有助于机体的康复。在长期卧床后,每日的锻炼有助于强身健体。锻炼计划应循序渐进,才能获得好的效果而不损伤机体。

1) 有氧运动:是指人体在氧气充分供应的情况下进行的体育锻炼,即在运动过程中,人体吸入的氧气与需求相等,达到生理上的平衡状态。简单来说,有氧运动是指任何富韵律性的运动,其运动时间较长(约 15 分钟或以上),运动强度在中等或中上的程度。常见的有氧运动项目有步行、快走、慢跑、滑冰、游泳、骑自行车、打太极拳、跳健身舞、跳绳、做韵律操、球类运动(如篮球、足球等)。有氧运动特点是强度低、有节奏、不中断和持续,时间长。

2) 无氧运动:是指肌肉在"缺氧"的状态下高速剧烈的运动。无氧运动大部分是负荷强度高、瞬间性强的运动。无氧运动的最大特征是运动时氧气的摄取量非常低。常见的无氧运动有短跑、举重、投掷、跳高、跳远、拔河、俯卧撑、肌力训练等。

3) 运动的益处:经常参与运动可以消除多余的脂肪和热量、改善心脏和循环功能、促进新陈代谢、强健肌肉、改善睡眠质量、帮助减轻精神压力及缓和烦躁的情绪。

4) 选择适合的运动:术后早期,快走是较恰当的一种运动方式,它是一种有氧运动。刚开始的时候,每天的运动时间控制在 30 分钟左右,随着肌力和耐受性的逐渐恢复,运动时间可逐渐延长。运动时,如果感到气促,应减少运动量;亦可根据患者具体的身体情况,适当参加轻体力劳动,如家务等。当身体恢复,患者可以像健康人一样参加各种社交活动和体育锻炼。但其他形式的运动(如力量训练)等必须在一定条件限制下方可实施。例如进行上肢的力量训练时,应坐在凳子上,这样可以避免牵拉腹部肌肉,有利于保护腹部手术切口。轻量的、多次重复的运动比重量的、重复次数少的运动更安全。诸如仰卧起坐、俯卧撑、引体向上等涉及腹肌的运动在腹部手术后 6 个月内是绝对禁止的,以防出现切口疝。特别注意的是,游泳只能在经过良好消毒的游泳池中进行,绝对禁止在海洋、湖泊及江河中游泳。

(5) 工作:器官移植术后,参与一定的工作或社会活动,将有助于患者维持良好的心理,可以增强患者对生活的信心,有助于患者建立乐观的生活态度,从生活中获得满足感。

放弃正常的工作和学习,一方面会使患者产生负疚感,另一方面会增强患者"病人"角色的定位。移植后患者恢复良好,可以从事力所能及的工作。一般来说,术后 4～6 个月即可重返工作岗位。工作初期每天工作 2～4 小时，没有不适，可逐渐延长工作时间，但应注意以下几点：

1）避免较大量的体力活动。

2）避免与有毒物质接触。

3）保证较好的工作环境，最好邻近医院，以便发生意外时能随时就诊。

4）每天工作时间不要超过 8 小时。

5）保证充足的睡眠。

6）按时服用免疫抑制药物，如需出差，须准备充足的药物。

(6) 口腔的观察与护理：器官移植术后预防口腔感染是一项重要内容。患者应保持口腔清洁，早、晚刷牙，每次进食后认真漱口，不让食物残渣存留在口腔内。使用柔软牙刷，避免损伤牙龈。每日观察口腔黏膜有无白斑、溃疡等。

(7) 皮肤、头发清洁与护理：保持皮肤、头发的清洁既可提高患者的舒适感，又可防止皮肤不洁所引起的感染。患者内衣每 1～2 日应更换、清洗。每周沐浴 1～2 次，身体情况较好者应每日 1 次。男性患者勤刮剪胡须。不留长指甲，勤修剪。勤洗手，洗手前避免用手挖耳鼻。

皮质激素易导致皮肤痤疮，多见于面、胸、肩及后背。指导患者用温和的杀菌肥皂清洁皮肤，并用温水尽量将肥皂液冲净。尽量不用化妆品，化妆品会妨碍痤疮的脱落。如果痤疮较严重或感染，应及时就诊。

长期服用免疫抑制剂可能出现多毛。可用脱毛膏或 50% 的过氧化氢漂色，亦可用蜡或电解的方法脱去多余的毛发。如果毛发生长过快，应及时就医。

太强的阳光会使皮肤老化、晒伤或致皮肤癌。移植受者更是皮肤癌的高危人群，要避免在正午外出。户外活动时可涂防晒霜，还戴帽子，穿长袖和透气性好的衣裤。

(8) 禁止吸烟及饮酒：器官移植术后应禁止吸烟及饮酒。患者长期服用免疫抑制剂，感染及肿瘤的发生率增高。烟草中的尼古丁亦可影响免疫抑制剂的代谢，从而影响其血药浓度。某些烟草（如大麻、雪茄）中可能含有曲霉菌等真菌，可引起严重的肺炎。乙醇可影响肝脏中参与代谢的催化酶的活性，对肝脏的功能有直接的影响，长期饮酒会导致脂肪肝或肝硬化的发生。

(9) 饲养宠物：宠物身上携带较多细菌和病毒。器官移植受者因长期服用免疫抑制剂，免疫力低下，饲养宠物易增加感染的机会。

(10) 旅游：可陶冶情操，愉悦心情，外出前应准备充足的药物，并将药品随身携带。制定服药清单，并和身份证明一起，一旦患者发生意外，这对救援人员和当地医院的医生制定治疗方案有着不可估量的意义。出国旅行时，应根据时区的变化来调整服药的时间。禁止去传染病流行的地区。

(11) 预防接种：感染是器官移植术后最严重的并发症之一，免疫接种是控制感染的方法之一。由于移植受者处于免疫抑制状态，某些常见疾病可能危及生命，恰当使用疫苗预防感染，可能减少病毒感染。肝移植受者可接种变性蛋白质、碳水化合物及灭活病毒疫苗。这些疫苗包括百白破三联疫苗、灭活脊髓灰质炎病毒疫苗及流感嗜血杆菌 Pittman b 型疫苗。接受免疫抑制剂治疗者移植术前或术后不宜接种活病毒或细菌疫苗，包括口服脊髓灰质炎活疫苗、麻疹-腮腺炎-风疹三联疫苗、黄热病疫苗及卡介苗，这些疫苗有引起疾病的风险。

(12) 生育：随着世界范围内器官移植的普遍开展及长期存活率的提高，移植术后生活质量问题愈加重要。由于移植受体的年轻化，术后生育问题逐渐引起人们的重视。年轻妇女移植术后面临的最重要的问题多是妊娠。她们能否妊娠、妊娠时机的选择以及妊娠后胎儿及母体会面临什么风险，这些都带给医学以崭新的挑战。

目前研究表明，肝肾移植术后 2 年，患者肝肾功能稳定时能顺利妊娠，并且胎儿发育正常。虽然可能早产和婴儿体重较轻，但结果基本令人满意。但必须重视的是，移植后妊娠可能会面临疾病复发、免疫抑制治疗对母体肾功能可能产生的不良反应以及围生期移植物功能恶化等，加之妊娠合并先兆子痫、严重高血压、胎膜早破、贫血、早产及剖宫产术的危险性高于正常孕产妇。

肝移植受者不应服用避孕药,因为避孕药会增加肝动脉栓塞的危险。口服避孕药还会导致肝内胆汁淤滞和高血压。应用子宫内避孕器避孕,可能增加感染机会,可使用避孕套。

(13) 随访的时间及内容:随访的时间及内容参见第四章至第十章各器官移植患者的护理中出院指导的板块。

(罗艳丽　罗羽鸥　杨小玲)

第十三章 器官移植展望

人体器官移植是 20 世纪医学领域的重大成就，挽救了无数终末期器官衰竭患者的生命。自 20 世纪 80 年代以来，器官移植的手术技术、麻醉、影像、术后监护水平不断提高，同时器官保存液和免疫抑制剂也在不断更新换代，器官移植进入了飞速发展的阶段。目前，我国移植规模居全球第二位，手术技术、围手术期处理和临床疗效已接近国际先进水平。器官移植在蓬勃发展的同时，面临诸多问题亟待解决，当然，这也预示着移植领域的未来之路甚为广阔。

【供体来源问题】

目前，器官来源短缺这一世界性难题已成为制约我国器官移植发展的主要矛盾。统计资料显示，我国现有约 100 万～150 万名患者需要进行器官移植，然而每年能实施手术的仅 1.3 万例。与发达国家相比，我国脑死亡器官捐献（donation after brain death, DBD）和心脏死亡器官捐献（donation after cardiac death, DCD）的观念和体系尚未确立，供体器官短缺状况尤为严重。活体器官移植（living donor organ transplantation, LDOT）是缓解当前移植器官匮乏的一种解决办法。然而，随之也带来了对供体安全的担忧和移植伦理及法律的问题。为保证活体器官来源的合法性，我国 2007 年颁布的《人体器官移植条例》对活体器官供体来源进行了严格限制，亲体供体来源成为移植器官的主要来源之一。此外，在供体严重不足的背景下，尽快建立我国人体器官移植协调机构和器官分配的网络，实现供体器官的高效、有序、公平分配和利用是目前面临的重要课题。

缓解移植器官来源不足的另一个途径是人造器官。尽管，有一部分人造器官研究获得了可喜的进展，但是，器官功能的复杂性决定了用人工方法代替器官功能面临着巨大困难。此外，异种器官来源、克隆技术及干细胞技术的发展已看到了一线曙光，但这些技术距临床应用尚有较大距离。毫无疑问，解决移植供体缺乏的问题不仅在于更好地利用现有供体资源，还需要在制度和法律的保障之下拓展新的供体来源，使更多的患者能够受益于移植技术的发展。

【免疫排斥问题】

器官移植术后的排斥反应主要分为两大类：宿主抗移植物反应(host versus graft reaction, HVGR)和移植物抗宿主反应(graft versus host reaction, GVHD)。器官移植排斥反应一直是影响受者术后生存率和生存质量的一大难题。尽管，新型免疫抑制剂的应用和免疫抑制方案的不断完善，已使移植术后排斥反应的发生率明显降低。但移植受者终生接受免疫抑制治疗所带来的问题，如药物相关的各种并发症、移植后恶性肿瘤的发生等仍是难以避免的问题。同时，免疫抑制治疗方案的个体化要求，也是临床治疗中的难题。不少学者认为，低剂量的免疫抑制方案是一个有希望的研究方向，新型药物被期待能更有效防止排斥反应，同时兼具更低的毒副作用。目前，多数学者认为冬虫夏草具有双向免疫调节作用，即对不同淋巴细胞亚群有选择性增强或抑制作用。1986 年，日本从冬虫夏草中分离出能抑制排异反应的物质 FTY20。研究报道，FTY20 除自身具有免疫抑制活性外，与其他免疫抑制剂联合使用具有协同增效的作用。当然，理想的目标则是完全撤除免疫抑制剂和诱导免疫耐受产生。这将是移植医学未来发展的重要研究方向。

【保存液的研究】

器官保存的根本目的是最大限度减少缺血对离体器官造成的损伤，使离体器官保存有效活力，以便完成运送、配型和手术，使移植器官在手术后迅速恢复功能。器官移植的先驱 Carrel 在 20 世纪初的开创性研究表明，离体器官可以用含 O_2 无血溶液进行保存灌洗，正是这一发现促进了器官保存液的研究和发展。通常，器官保存液的组成应该满足 5 个要求：①减少由于低温保存导致的细胞水肿；②防止细胞的酸化作用；③防止灌洗液保存过程中细胞间隙的膨胀；④防止再灌注过程中氧自由基的损伤；

⑤提供再生高能磷酸化合物的底物。目前,在临床获得应用的保存液根据不同器官的保存特点而有所不同。UW 液因其能够有效保存肝脏、胰腺、肾脏平均 24 h 以上,是目前应用最为广泛的器官保存液。Celsior 液和 HTK 液也被应用于移植器官保存,效果也获肯定。近年,各医学单位对保存液的研究十分积极。我国也相继研制成功多种器官保存液,包括上海研制的 SMO 液,第二军医大学长征医院和上海市中心血站共同研制的 HCA 液等。可以预见,随着深入的研究,保存液的更新以及国产化将指日可待。

【基因治疗】

早在 1958 年,Medawar 将供体细胞注入新生小鼠体内成功诱导了移植免疫耐受就点燃了基因治疗的希望。目前的研究显示,基因治疗在移植领域有着良好的应用前景,其在防止排斥反应、诱导免疫耐受和发展异种供体器官方面的作用值得关注。大量研究证明,将参与移植免疫反应的特定因子转入移植物能够调节免疫基因表达。而通过阻断 T 细胞介导免疫反应中的抗原递呈能有效降低排斥反应的发生。单克隆抗体封闭 T 淋巴细胞表面分子可诱导免疫耐受,对异种器官进行基因修饰后植入能够诱导宿主对移植物 MHC 分子的免疫耐受。诸多研究均显示出基因治疗的优越性,但由于基因治疗本身尚很多问题亟待解决,各项研究多限于动物实验阶段,付诸临床实践的时间可能还较为漫长。但是,未来在这一研究方向的任何实质性突破无疑都将为移植发展注入新的活力。

【长期生存质量的提高】

器官移植技术的完善使术后患者的生存率有了保障,目前我国移植手术围手术期的死亡率已控制在 5%以下。大批器官移植术后长期存活人群的存在,一方面使得以传统观念仅关注生命保存的评价指标,如移植手术成功率、移植受者生存时间和移植物生存率等来评价手术效果和治疗效果面临严重挑战。从而,具有更全面、更客观评价效果的健康相关生存质量评价被广泛应用于移植治疗效果评价。目前,国内外关于器官移植受者生存质量的研究主要存在两个问题，一是绝大多数研究采用横断面调查，纵向测评的很少，因此对生存质量资料的多终点、多时点、主观性、隐含性、时变性等复杂特点难以把握；二是目前尚无器官移植受者生存质量研究的统一测量工具，所以各项研究所使用的不同测评工具使得同类研究间难以进行比较分析。今后有关器官移植受者生存质量研究将更为广泛地开展，而多中心合作研究、多个时点的纵向研究，以及基于更深刻理解器官移植受者生存质量含义与内容的研究设计，将有助于国内研究人员获得更为准确的研究结果。在这一领域所取得的研究成果，将能帮助研究者更好地理解器官移植受者的生存状况，为患者及其健康照护者提供信息和支持，并且帮助进行决策分析、采取适当的干预措施，提高器官移植受者生存质量。此外，移植术后随访系统的建立和完善是保障受者长期生存质量的重要方面。

（罗艳丽）

参考文献

敖建华．2009. 肾移植术后随访．中国医学科学院学报，31(3)：253～255
曹伟新．2007. 外科护理学．第4版．北京：人民卫生出版社
陈虎．2008. 骨髓移植的适应证．见：曹履先，陈虎．骨髓移植学．北京：军事医学科学出版社
陈实，陈忠华．2001. 移植学前沿．武汉：湖北科学技术出版社
程代薇，彭毅志，岑瑛．2004. 美容外科学．北京：人民军医出版社
顾恺时．2003. 胸心外科手术学．上海：上海科学技术出版社
郭秀婵，翟玉梅．1999. 角膜移植病人的出院指导．中华护理杂志，3(34)：151～153
韩杰．2009. 眼科临床护理手册．北京：科学技术文献出版社
韩炎福，贾晓明．2010. 烧伤创面修复重建的发展和再认识．中国修复重建外科杂志，24(6)
何守志．1994. 眼科显微手术．北京：人民军医出版社
黄春梅，施婉明，邹丹丹．2007. 浅谈角膜移植护理体会．护理园地，4(2)：130～131
黄洁夫．2009. 我国活体肝移植的若干问题．中华医学杂志，89(22)：1513～1516
姜丽华．2008. 临床烧伤科护理细节．北京：人民卫生出版社
黎鳌．2007. 烧伤治疗学．第2版．北京：人民卫生出版社
李颖，王继华．2010. 新型敷料在供皮区创面的应用．中国美容医学，19(5)
李凤鸣．2004. 中华眼科学．北京：人民卫生出版社
李洪芬．2007. 深板层角膜移植术的护理配合．山东医学高等专科学校学报，29 (4) ：260
廖崇先．2003. 实用心肺移植．福州：福建科学技术出版社
刘纯艳．2008. 器官移植护理学．北京：人民卫生出版社
刘映娟．2009. 穿透性角膜移植护理体会．西南军医，4(11)：766
刘祖国．2003. 眼表疾病学．北京：人民卫生出版社
吕英玉．2005. 穿透性角膜移植病人的护理．河南职工医学院学报，17(5)：303

罗灿辉．1999. 骨髓/外周血干细胞移植病人标准护理计划．见:病人标准护理计划．长沙:湖南科学技术出版社

任春霞．2009. 肾移植康复期的护理进展．安徽医学,30(12):1488～1491

孙东英,胡向松,毕燕龙． 2010. 不同方式角膜移植手术的配合和护理．上海护理,10(4):46～48

覃峰． 2007. 烧伤临床护理质量安全控制规范与现代护理技术标准工作手册．北京:卫生科技出版社

唐小妮,薛武军,顾炜．2005. 肾移植术后病人依从性的调查研究．中华护理杂志,40(1):19～21

王炜．1999. 整形外科学．杭州:浙江科学技术出版社

吴阶平．2004. 泌尿外科学．济南:山东科学技术出版社

吴美玲，李春芳,钟文红．2007. 肾移植患者社区康复指导的探讨．吉林医学，28(1):140～141

伍素华,胡嘉念．2000. 烧伤护理学．北京:科学技术文献出版社

席淑新．2006. 眼耳鼻咽喉口腔科护理学．北京:人民卫生出版社

夏穗生．1999. 临床移植医学．杭州:浙江科学技术出版社

谢立信． 史伟云．2007. 角膜病学．北京:人民卫生出版社

严律南．2004. 现代肝脏移植学．北京:人民军医出版社

严律南．2007. 活体肝移植．北京:人民卫生出版社

颜霞．2008. 造血干细胞移植病人并发症的护理．见:实用血液科护理及技术．北京:科学出版社,155

杨晓惠,李健宁．1995. 实用整形外科学．北京:人民卫生出版社

杨宗城,汪仕良,周一平．2008. 实用烧伤外科手册．第 2 版．北京:人民军医出版社

姚松朝综述．1989. 心肺联合移植．中华器官移植杂志,10(4):183～186

余媛．2005. 整形美容外科及烧伤科护理常规．北京:中国协和医科大学出版社

张尔永．2009. 心血管外科学．北京:人民卫生出版社

张志泰．1999. 肺移植受者选择标准和适应证．心肺血管杂志,18:235

张志泰．2001. 肺移植术后结核感染．中华胸心血管外科杂志,17～46

张志泰．2000. 肺移植发展史及近说．心肺血管杂志,19:78

朱美玉,吴美玲．2007. 肾移植术后病人随访方法与生活质量．护理研究,21(5):1234～1236

Marc-Antoine Chatel, Daniel FP. 2010. Sirolimus and mycophenolate as combination prophylaxis in corneal transplant recipients at high rejection risk. Am J Ophthalmol ,150:179～184

Tan DT, Janardhanan P, Zhou H. 2008. penetrating keratoplasity in Asian eyes: the singapore corneal transplant study. Ophthalmology, 115(6): 975～982

Yureeda Qazia, Gilbert Wonga, Bryan Monsona, et al. 2010. ambatia, corneal transparency: genesis, maintenance and dysfunction. Brain Research Bulletin ,81:198～210

附录一　人体器官移植条例

第一章　总　　则

第一条　为了规范人体器官移植，保证医疗质量，保障人体健康，维护公民的合法权益，制定本条例。

第二条　在中华人民共和国境内从事人体器官移植，适用本条例；从事人体细胞和角膜、骨髓等人体组织移植，不适用本条例。

本条例所称人体器官移植，是指摘取人体器官捐献人具有特定功能的心脏、肺脏、肝脏、肾脏或者胰腺等器官的全部或者部分，将其植入接受人身体以代替其病损器官的过程。

第三条　任何组织或者个人不得以任何形式买卖人体器官，不得从事与买卖人体器官有关的活动。

第四条　国务院卫生主管部门负责全国人体器官移植的监督管理工作。县级以上地方人民政府卫生主管部门负责本行政区域人体器官移植的监督管理工作。各级红十字会依法参与人体器官捐献的宣传等工作。

第五条　任何组织或者个人对违反本条例规定的行为，有权向卫生主管部门和其他有关部门举报；对卫生主管部门和其他有关部门未依法履行监督管理职责的行为，有权向本级人民政府、上级人民政府有关部门举报。接到举报的人民政府、卫生主管部门和其他有关部门对举报应当及时核实、处理，并将处理结果向举报人通报。

第六条　国家通过建立人体器官移植工作体系，开展人体器官捐献的宣传、推动工作，确定人体器官移植预约者名单，组织协调人体器官的使用。

第二章 人体器官的捐献

第七条 人体器官捐献应当遵循自愿、无偿的原则。

公民享有捐献或者不捐献其人体器官的权利；任何组织或者个人不得强迫、欺骗或者利诱他人捐献人体器官。

第八条 捐献人体器官的公民应当具有完全民事行为能力。公民捐献其人体器官应当有书面形式的捐献意愿，对已经表示捐献其人体器官的意愿，有权予以撤销。

公民生前表示不同意捐献其人体器官的，任何组织或者个人不得捐献、摘取该公民的人体器官；公民生前未表示不同意捐献其人体器官的，该公民死亡后，其配偶、成年子女、父母可以以书面形式共同表示同意捐献该公民人体器官的意愿。

第九条 任何组织或者个人不得摘取未满 18 周岁公民的活体器官用于移植。

第十条 活体器官的接受人限于活体器官捐献人的配偶、直系血亲或者三代以内旁系血亲，或者有证据证明与活体器官捐献人存在因帮扶等形成亲情关系的人员。

第三章 人体器官的移植

第十一条 医疗机构从事人体器官移植，应当依照《医疗机构管理条例》的规定，向所在地省、自治区、直辖市人民政府卫生主管部门申请办理人体器官移植诊疗科目登记。

医疗机构从事人体器官移植，应当具备下列条件：

（一）有与从事人体器官移植相适应的执业医师和其他医务人员；

（二）有满足人体器官移植所需要的设备、设施；

（三）有由医学、法学、伦理学等方面专家组成的人体器官移植技术临床应用与伦理委员会，该委员会中从事人体器官移植的医学专家不超过委员人数的 1/4；

（四）有完善的人体器官移植质量监控等管理制度。

第十二条 省、自治区、直辖市人民政府卫生主管部门进行人体器官移植诊疗科目登记，除依据本条例第十一条规定的条件外，还应当考虑本行政区域人体器官移植的医疗需求和合法的人体器官来源情况。

省、自治区、直辖市人民政府卫生主管部门应当及时公布已经办理人体器官移植诊疗科目登记的医疗机构名单。

第十三条 已经办理人体器官移植诊疗科目登记的医疗机构不再具备本条例第十一条规定条件的，应当停止从事人体器官移植，并向原登记部门报告。原登记部门应当自收到报告之日起 2 日内注销该医疗机构的人体器官移植诊疗科目登记，并予以公布。

第十四条 省级以上人民政府卫生主管部门应当定期组织专家根据人体器官移植手术成功率、植入的人体器官和术后患者的长期存活率，对医疗机构的人体器官移植临床应用能力进行评估，并及时公布评估结果；对评估不合格的，由原登记部门撤销人体器官移植诊疗科目登记。具体办法由国务院卫生主管部门制订。

第十五条 医疗机构及其医务人员从事人体器官移植，应当遵守伦理原则和人体器官移植技术管理规范。

第十六条 实施人体器官移植手术的医疗机构及其医务人员应当对人体器官捐献人进行医学检查，对接受人因人体器官移植感染疾病的风险进行评估，并采取措施，降低风险。

第十七条 在摘取活体器官前或者尸体器官捐献人死亡前，负责人体器官移植的执业医师应当向所在医疗机构的人体器官移植技术临床应用与伦理委员会提出摘取人体器官审查申请。

人体器官移植技术临床应用与伦理委员会不同意摘取人体器官的，医疗机构不得做出摘取人体器官的决定，医务人员不得摘取人体器官。

第十八条 人体器官移植技术临床应用与伦理委员会收到摘取人体器官审查申请后，应当对下列事项进行审查，并出具同意或者不同意的书面意见：

（一）人体器官捐献人的捐献意愿是否真实；

（二）有无买卖或者变相买卖人体器官的情形；

（三）人体器官的配型和接受人的适应证是否符合伦理原则和人体器官移植技术管理规范。

经2/3以上委员同意，人体器官移植技术临床应用与伦理委员会方可出具同意摘取人体器官的书面意见。

第十九条 从事人体器官移植的医疗机构及其医务人员摘取活体器官前，应当履行下列义务：

（一）向活体器官捐献人说明器官摘取手术的风险、术后注意事项、可能发生的并发症及其预防措施等，并与活体器官捐献人签署知情同意书；

（二）查验活体器官捐献人同意捐献其器官的书面意愿、活体器官捐献人与接受人存在本条例第十条规定关系的证明材料；

（三）确认除摘取器官产生的直接后果外不会损害活体器官捐献人其他正常的生理功能。

从事人体器官移植的医疗机构应当保存活体器官捐献人的医学资料，并进行随访。

第二十条 摘取尸体器官，应当在依法判定尸体器官捐献人死亡后进行。从事人体器官移植的医务人员不得参与捐献人的死亡判定。

从事人体器官移植的医疗机构及其医务人员应当尊重死者的尊严；对摘取器官完毕的尸体，应当进行符合伦理原则的医学处理，除用于移植的器官以外，应当恢复尸体原貌。

第二十一条 从事人体器官移植的医疗机构实施人体器官移植手术，除向接受人收取下列费用外，不得收取或者变相收取所移植人体器官的费用：

（一）摘取和植入人体器官的手术费；

（二）保存和运送人体器官的费用；

（三）摘取、植入人体器官所发生的药费、检验费、医用耗材费。

前款规定费用的收取标准，依照有关法律、行政法规的规定确定并予以公布。

第二十二条 申请人体器官移植手术患者的排序，应当符合医疗需要，遵循公平、公正和公开的原则。具体办法由国务院卫生主管部门制订。

第二十三条 从事人体器官移植的医务人员应当对人体器官捐献人、接受人和申请人体器官移植手术的患者的个人资料保密。

第二十四条 从事人体器官移植的医疗机构应当定期将实施人体器官移植的情况向所在地省、自治区、直辖市人民政府卫生主管部门报告。具体办法由国务院卫生主管部门制订。

第四章 法律责任

第二十五条 违反本条例规定，有下列情形之一，构成犯罪的，依法追究刑事责任：

（一）未经公民本人同意摘取其活体器官的；

（二）公民生前表示不同意捐献其人体器官而摘取其尸体器官的；

（三）摘取未满18周岁公民的活体器官的。

第二十六条 违反本条例规定，买卖人体器官或者从事与买卖人体器官有关活动的，由设区的市级以上地方人民政府卫生主管部门依照职责分工没收违法所得，并处交易额8倍以上10倍以下的罚款；医疗机构参与上述活动的，还应当对负有责任的主管人员和其他直接责任人员依法给予处分，并由原登记部门撤销该医疗机构人体器官移植诊疗科目登记，该医疗机构3年内不得再申请人体器官移植诊疗科目登记；医务人员参与上述活动的，由原发证部门吊销其执业证书。

国家工作人员参与买卖人体器官或者从事与买卖人体器官有关活动的，由有关国家机关依据职权依法给予撤职、开除的处分。

第二十七条 医疗机构未办理人体器官移植诊疗科目登记，擅自从事人体器官移植的，依照《医疗机构管理条例》的规定予以处罚。

实施人体器官移植手术的医疗机构及其医务人员违反本条例规定，未对人体器官捐献人进行医学检查或者未采取措施，导致接受人因人体器官移植手术感染疾病的，依照《医疗事故处理条例》的规定予以处罚。

从事人体器官移植的医务人员违反本条例规定，泄露人体器官捐献人、接受人或者申请人体器官移植手术患者个人资料的，依照《执业医师法》或者国家有关护士管理的规定予以处罚。

违反本条例规定，给他人造成损害的，应当依法承担民事责任。

违反本条例第二十一条规定收取费用的，依照价格管理的法律、行政法规的规定予以处罚。

第二十八条 医务人员有下列情形之一的，依法给予处分；情节严重的，由县级以上地方人民政府卫生主管部门依照职责分工暂停其 6 个月以上 1 年以下执业活动；情节特别严重的，由原发证部门吊销其执业证书：

（一）未经人体器官移植技术临床应用与伦理委员会审查同意摘取人体器官的；

（二）摘取活体器官前未依照本条例第十九条的规定履行说明、查验、确认义务的；

（三）对摘取器官完毕的尸体未进行符合伦理原则的医学处理，恢复尸体原貌的。

第二十九条 医疗机构有下列情形之一的，对负有责任的主管人员和其他直接责任人员依法给予处分；情节严重的，由原登记部门撤销该医疗机构人体器官移植诊疗科目登记，该医疗机构 3 年内不得再申请人体器官移植诊疗科目登记：

（一）不再具备本条例第十一条规定条件，仍从事人体器官移植的；

（二）未经人体器官移植技术临床应用与伦理委员会审查同意，做出摘取人体器官的决定，或者胁迫医务人员违反本条例规定摘取人体器官的；

（三）有本条例第二十八条第（二）项、第（三）项列举的情形的。

医疗机构未定期将实施人体器官移植的情况向所在地省、自治区、直辖市人民政府卫生主管部门报告的，由所在地省、自治区、直辖市人民政府卫生主管部门责令限期改正；逾期不改正的，对负有责任的主管人员和其他直接责任人员依法给予处分。

第三十条 从事人体器官移植的医务人员参与尸体器官捐献人的死亡判定的，由县级以上地方人民政府卫生主管部门依照职责分工暂停其6个月以上1年以下执业活动；情节严重的，由原发证部门吊销其执业证书。

第三十一条 国家机关工作人员在人体器官移植监督管理工作中滥用职权、玩忽职守、徇私舞弊，构成犯罪的，依法追究刑事责任；尚不构成犯罪的，依法给予处分。

第五章 附 则

第三十二条 本条例自2007年5月1日起施行。

附录二 卫生部关于规范活体器官移植的若干规定

为加强活体器官移植管理，确保活体器官捐献人和接受人的生命安全，根据《人体器官移植条例》，现将有关事项规定如下：

一、活体器官捐献应当遵循自愿、无偿的原则。公民享有捐献或者不捐献其人体器官的权利，对已经表示捐献其人体器官的意愿，有权予以撤销。任何组织或者个人不得强迫、欺骗或者利诱他人捐献人体器官。捐献人体器官的公民应当年满18周岁且具有完全民事行为能力。

二、活体器官捐献人与接受人仅限于以下关系：

（一）配偶：仅限于结婚3年以上或者婚后已育有子女的；

（二）直系血亲或者三代以内旁系血亲；

（三）因帮扶等形成亲情关系：仅限于养父母和养子女之间的关系、继父母与继子女之间的关系。

三、从事活体器官移植的医疗机构应当要求申请活体器官移植的捐献人与接受人提交以下相关材料：

（一）由活体器官捐献人及其具有完全民事行为能力的父母、成年子女（已结婚的捐献人还应当包括其配偶）共同签署的捐献人自愿、无偿捐献器官的书面意愿和活体器官接受人同意接受捐献人捐献器官的书面意愿；

（二）由户籍所在地公安机关出具的活体器官捐献人与接受人的身份证明以及双方第二代居民身份证、户口本原件；

（三）由户籍所在地公安机关出具的能反映活体器官捐献人与接受人亲属关系的户籍证明；

（四）活体器官捐献人与接受人属于配偶关系，应当提交结婚证原件或者已有生育子女的证明；

（五）省级卫生行政部门要求的其他证明材料。

从事活体器官移植的医疗机构应当配备身份证鉴别仪器并留存上述证明材料原件和相关证件的复印件备查。

四、从事活体器官移植的医疗机构及其医务人员在摘取活体器官前,应当履行下列义务:

(一)查验活体器官捐献人与接收人按照本规定第三条要求提交的相关材料的真实性,并确认其关系符合本通知第二条规定;

(二)评估接受人是否有接受活体器官移植手术的必要性、适应证;

(三)评估活体器官捐献人的健康状况是否适合捐献器官;

(四)评估摘取器官可能对活体器官捐献人健康产生的影响,确认不会因捐献活体器官而损害捐献者正常的生理功能;

(五)评估接受人因活体器官移植传播疾病的风险;

(六)根据医学及伦理学原则需要进行的其他评估;

(七)向医疗机构人体器官移植技术临床应用与伦理委员会(以下简称伦理委员会)提出摘取活体器官申请。

五、伦理委员会在收到摘取活体器官审查申请后,应当召集由伦理委员会全体成员参加的专门会议,对下列事项进行审查和讨论,在全体委员一致同意并签名确认后,伦理委员会方可出具同意摘取活体器官的书面意见:

(一)活体器官捐献人和接受人按照本规定第三条要求提供的材料是否真实、合法,其关系是否符合本规定第二条要求;

(二)活体器官捐献人的捐献意愿是否真实;

(三)有无买卖人体器官的情形;

(四)器官的配型和接受人的适应证是否符合人体器官移植技术管理规范;

(五)活体器官捐献人的身体和心理状况是否适宜捐献器官;

(六)对本通知第四条第(四)项的评估是否全面、科学;

(七)捐献是否符合医学和伦理学原则。

医疗机构应当存留完整的伦理委员会会议记录备查。

六、从事活体器官移植的医疗机构在伦理委员会出具同意摘取活体器官的书面意见后,应将相关材料上报省级卫生行政部门，根据回复意见实施。

七、在实施活体器官摘取手术前，应当由主管医师协助手术室工作人员再次确认活体器官捐献人身份。

八、完成活体器官摘取和器官移植手术后，负责活体器官移植的医务人员应当在72小时内完成以下工作：

（一）向伦理委员会提交手术报告，包括活体器官摘取和移植简要过程、术中和术后是否发生不良事件或者并发症及处理措施等；

（二）按照要求向相应的移植数据中心上报人体器官移植数据。

九、从事活体器官移植的医疗机构应当保存活体器官捐献人的医学资料，并定期对其随访。

十、医疗机构及其医务人员有下列情形之一的，由所在地省级卫生行政部门依照《中华人民共和国执业医师法》、《医疗机构管理条例》、《人体器官移植条例》的规定，对医疗机构及相关责任人予以处罚；涉嫌犯罪的，移交司法机关查处：

（一）摘取未满18周岁公民活体器官用于移植的；

（二）为不符合本规定第二条要求的捐献人与接受人进行活体器官摘取、移植手术的；

（三）摘取活体器官前未按照本规定第四、五条要求履行查验、评估、说明、确认义务的；

（四）未经省级卫生行政部门及医疗机构伦理委员会审查同意，擅自开展活体器官摘取、移植手术的；

（五）完成活体器官摘取、移植手术后，未按照本规定第八条要求报告的；

（六）买卖活体器官或者从事与买卖活体器官有关活动的。

十一、各级卫生行政部门要严格按照本规定及有关文件要求，进一步加强本辖区内医疗机构开展活体器官移植工作的监督管理；对于未能依法履行职责、监管不力，导致辖区内器官移植工作管理混乱的卫生行政部门，将依法追究直接责任人及相关责任人的责任，并予以通报。

十二、本规定自印发之日起施行。